Dafna Regev

Art Therapy with Special Education Students

특수교육 학생을 위한

미술치료

옮긴이
이은혜

특수교육 학생을 위한 미술치료

첫째판 1쇄 인쇄 | 2023년 2월 22일
첫째판 1쇄 발행 | 2023년 3월 3일

지 은 이 다프나 레게브(Dafna Regev)
옮 긴 이 이은혜
발 행 인 장주연
출 판 기 획 임경수
책 임 편 집 김지수
편집디자인 조원배
표지디자인 김재욱
발 행 처 군자출판사(주)
　　　　　등록 제4-139호(1991. 6. 24)
　　　　　본사 (10881) 파주출판단지 경기도 파주시 회동길 338(서패동 474-1)
　　　　　전화 (031) 943-1888　　팩스 (031) 955-9545
　　　　　홈페이지 | www.koonja.co.kr

Art Therapy with Special Education Students
© 2023 Dafna Regev
All rights reserved.

Authorised Translation from the English language edition
published by Routledge, a member of the Taylor & Francis Group LLC.
This translation of Art Therapy with Special Education Students
is published by arrangement with Routledge.

ISBN 979-11-5955-983-9 (93510)
정가 15,000원

Art Therapy
with Special
Education
Students

특수교육 학생을 위한

미술치료

목차

Contents

>

서문

수년간 나는 미술치료와 교육체계의 상호관계에 흥미를 느껴왔다. 특히 교육체계에서일하는 미술치료사들이 특수교육 대상 학생을 개별적으로 관찰하고, 학생들의 무한한 잠재력을 일깨우며 놀라운 일들을 함께 이루어내고 있다는 것은 분명했다. 그러나 교육계에서 미술치료사로 오랫동안 일하면서 다양한 어려움과 부담이 이러한 잠재력을 실현하기 어렵게 만든다는 느낌을 받았다. 무엇보다 대학에서 특수교육과 심리학을 복수전공 했기 때문에 이 두 분야는 학업 시작부터 나에게 뿌리 깊게 배어 있었다. 석사와 박사학위는 하이파 대학교(University of Haifa)에서 미술치료 전공이었지만, 여러 특수교육 통로를 조정하면서 두 분야를 계속 함께했다. 현재는 하이파대학교에서 미술치료에 대한 교육과 강의를 하고 있다.

지난 몇 년 동안 교육체계에서 더욱 미술치료에 대한 초점을 맞추는 연구를 진행하고 있다. 텔하이 대학(Tel Hai College)의 스니르 교수와 공동연구를 진행하고 있으며 교육부의 국립특수교육 부서에서 미술치료 국가 감독관들과 전적으로 협업하고 있다. 이 협업은 수년간 교육계에서 일하는 미술치료사가 직면한 관점과 문제를 탐구하도록 안내했다.

우리는 또한 미술치료를 교육체계에 통합하는 것에 관한 장단점을 파악하기 위해 2015년에 연구를 발표했다. 이 연구에서 미술치료사, 감독관, 교사, 상담자, 교장 등을 포함한 교육계 인사 131명을 면담했다. 그 결과 이 구조의 복잡성을 발견했다. 특수교육 대상 학생과 가족이 실제로 양질의 미술치료를 받으려면 관련된 모든 사람들이 얼마나 많은 투자를 해야 하는지 알 수 있었다(Belity et al., 2016; Keinan et al., 2016; Regev et al., 2015; Snir et al., 2017). 후속 연구에서는 특수교육 청소년 대상으로 교육체계에서 미술치료 인식에 대한 그들 관점을 탐색했다(Harpazi et al., 2020). 특히 청소년들 대부분이 학교에 다니고 싶은 주된 이유가 미술치료를 받을 수 있기 때문이라고 언급해 우리는 감격했다.

그 후 우리는 교육체계에서 미술치료의 치료 과정을 더 깊이 탐구하기 시작했다. 미술치료사 관점에서 궁금했던 그들 작업 과정, 고민과 질문, 목표, 개입, 그리고 작업 방식을 일지 형식으로 기록하도록 요청했다(Adoni- Kroyanker et al., 2018). 분석 결과 단기모델에 대한 작업이 빈번한 점을 고려할 때 미술치료사가 교육체계에서 내담자에게 사용하는 치료 접근법에 대해 더 깊이 생각할 필요가 있다고 나타났다. 다른 미술치료사들은 미술치료 회기에서 가장 도움이 되거나 방해가 되는 일을 문서화하도록 의뢰받았다(Shakarov et al., 2019). 미술치료사와 내담자 또는 집단 간 치료 관계와 미술 작품 모두 치료사가 치료 작업을 촉진하는 것으로 인식한다는 점을 알 수 있었다. 또한 이러한 치료에서 과정 변수(예: 치료 동맹, 치료에 대한 내담자 참여 등)와 결과 변수(Keidar et al., 2021; Regev, 2022) 간 관계 특성을 자문했다. 연구결과는 이 문제를 계속 탐구하는 것이 중요하다는 점을 보여주는 타당성 있는 설계를 제공했다.

다음 단계는 교육체계에서 미술치료실을 관찰하는 일이었다(Danieli et al., 2019; Dornai et al., 2019). 이는 미술치료사가 미술치료실에서 무엇을 중요하게 생각하는 지에 대한 더 근거 있는 진술을 공식화했다. 연구를 통해 미술치료사의 긍정적인 인식과 미술치료실 위치, 장비의 적합성, 미술 재료 및 비품, 그리고 결과 측정의 개선 사이에 상관관계가 있다는 사실을 발견했다. 또한 그들 근무조건을 조사하여 직무만족도 및 소진과 관계도 조사했다(Elkayam et al., 2020). 연구 결과 미술치료사의 만족도와 결속력에 대한 중요성을 지적했다. 이는 교육체계에서 배정된 미술치료실 근무조건에 만족할수록 피로도가 감소하는 것으로 나타났다.

최근 몇 년 동안 우리는 교육계에서 종사하는 미술치료사가 말하는 훨씬 더 구체적인 문제를 조사했다. 예컨대, 학부모와 함께 치료하는 가치에 대한 인식에 부응하여 발전하기 시작한 교육체계에서 부모-자녀 미술치료를 조사했다(Tamir & Regev, 2020). 또한 출산휴가와 관련된 문제, 중단된 치료에 대한 대처방안, 이러한 시간을 채워야 하는 국가적 의무 등을 검토하라는 특수 교육계에 있는 국가 감독관들의 요청에 응답했다(Raubach Kaspi et al., 2022).

2021년, 우리는 교육체계의 미술치료에 관한 책을 출판했다. 루트리지(Routledge)가 발간한 이 책은 교육계에서 수년간 일하며 자신의 작업을 교육체계에 적응시키고 창의적인 방법을 찾은 미술치료사의 목소리를 대변한다(Regev & Snir, 2021). 이러한 미술치료사와 상호작용은 현장에서 지식 보급의 중요성을 보여주었다. 연구원으로서 우리 임무는 주로 데이터를 수집하고 이 정보에 의미와 개념화를 부여하는 데 있다고 강조했다. 이 책을 작업하기까지 쉽지 않았지만 현장에서 접촉이 매우 소중하다는 것이 분명했고 개인적으로는 감동을 받았다. 특히 미술치료사가 다양한 특수교육을 받는 사람들과 함께 일하는 방식을 이해할 필요성을 깨달았다. 또한 두 가지 핵심 사안이 이 책을 쓰는 데 동기를 부여했다. 첫 번째는 안식년을 갔을 때 좋아하는 글을 쓰면서 그 가치를 다시 깨달았다는 점이다. 두 번째는 "특수아동 및 청소년 미술치료" 과정을 가르친 데서 비롯되었는데, 이 과정에서 이러한 특정 집단에 대한 지식을 갱신할 필요가 있고, 이 정보의 가장 좋은 원천은 매일 이 학생들과 함께하는 교육계 미술치료사로부터 나올 수 있다고 느꼈다.

책을 처음 기획했을 때, 그 해가 어떨지 상상하지 못했다. 바로 코로나 19(COVID-19)의 해였다. 그럼에도 미술치료실에서 특수 교육 대상 학생과 함께하는 작업에 대해 연구하면서, 이 학생들에게 가능한 최선의 치료를 제공하기 위해 고군분투하는 수십 명의 미술치료사와 면담을 진행했다. 이 미술치료사들과 대화에서는 엄청난 의미를 가졌지만 무엇보다 미술치료사가 얼마나 많은 생각, 창의성, 주의력, 때로는 용기까지 동원되는지를 강조했다. 이 책은 그 분들 한 분 한 분의 기여가 없었다면 불가능했을 것이고, 진심으로 감사를 전한다.

이 책은 이스라엘 교육체계의 특수교육 학생과 함께하는 미술치료에서 다양한 작업 방식을 개괄하는 총 8장으로 구성한다. 제1장은 학습장애(LD) 및 주의력결핍 과잉행동장애(ADHD)가 있는 학생 대상으로 한 미술치료를 다룬다. 이 학생들은 대부분 정규교육에 자주 통합되며, 때로는 이러한 어려움과 관련된 정서적 및 사회적 문제를 다루는데 미술치료사가 도움을 준다. 제2장과 3장은 감각장애 학생 대상으로 미술치료를 다룬다. 제2장은 청각장애 및 난청(D/HH)이 있는 학생에 초점을 맞추고, 제3장은 시각장애 및 중증시각장애(B/SVI)가 있는 학생에 중점을 둔다. 이 학생들은 그들 상태와 기능 정도에 따라 정규교육과정에서 공부를 계속하거나 특수교육에 참석한다. 미술치료사는 그들이 정규교육에 통합될 때, 그들에게 맞출 수 있는 적합한 방법을 찾아야 한다. 제4장은 자폐스펙트럼장애(ASD) 학생들과 함께하는 미술치료에 대해 논의한다. 이 학생들은 기능 수준에 따라 다양한 교육 환경에서 공부한다. 이 장에서는 여러 수준의 기능에 있는 학생들의 특정 과제와 이러한 다양한 수준에 서로 다른 유형의 개입이 필요한 방법을 다룬다.

제5장과 6장은 특수교육 환경에서 학생들과 함께하는 미술치료에 중점을 둔다. 제5장은 지적장애 및 발달장애(ID/DD)를 가진 학생을 다루고, 제6장은 정서 및 행동장애(EBD)가 있는 학생을 위한 접근법을 제시한다. 이 학생들과 함께 작업하는 어려움은 상당히 다양하다. 미술치료사는 그들 작업 방식과 역전이 과정에서 직면하는 어려움을 공유한다. 마지막으로, 제7장과 8장은 병원에 입원한 학생들을 위한 미술치료와 관련이 있다. 교육부는 병원학교 틀에서 미술치료사를 고용한다. 제7장은 다양한 기간 동안 입원해야 하는 서로 다른 질병에 대처하고 있는 건강장애(HI) 학생을 탐구한다. 마지막 제8장은 정신장애가 있는 학생들을 다룬다. 이 학생들은 개방 또는 폐쇄병동 입원에서부터 특수학교의 지역사회 재통합과 주간 입원(낮 병동)에 이르기까지 전체 영역에서 찾아 볼 수 있다. 대부분 이 학생들은 이러한 틀 사이를 반복한다.

이 책을 읽고 이들 개개인에 대한 미술치료의 목표와 도전, 개입에 대해 새롭게 조명하기를 바란다. 또한 각 장은 면담한 미술치료사들의 접근법에서 유사점과 차이점을 논의한다. 이는 특수교육 대상 학생과 함께하는 미술의 치료적 힘뿐만 아니라 미술치료사가 학부모와 직원이 그들과 연결하고 소통할 수 있는 구체적인 방법을 다룬다. 각 장의 끝에는 임상 사례를 제시한다. 마지막으로 이 사례들은 면담한 치료사들 연구에서 얻은 관찰력과 통찰력을 통합하여 각 장에 특정 모집단과 관련한 사례 연구의 특성을 종합적으로 제공한다.

이 책은 교육체계에서 미술치료사가 어떻게 작업하는지 보여주고 설명하는 영상을 만드는 데 대한 도움을 주었다. 교육부 윤리위원회의 승인과 하이파 대학의 에밀리 세골 창의미술치료연구센터 지원으로 이 과제가 시작됐다. 동영상은 https://catrc.haifa.ac.il/index.php/researchprojects-4/project 에서 볼 수 있다. 관심 있는 사람들을 위한 영어 자막도 곧 제공될 수 있기를 바란다.

참고문헌

Adoni-Kroyanker, M., Regev, D., Snir, S., Orkibi, H., & Shakarov, I. (2018). Practices and challenges in implementing art therapy in the school system. International Journal of Art Therapy, 24(1), 40–49.

Belity, I., Regev, D., & Snir, S. (2016). Supervisors' perceptions of art therapy in the Israeli education system. International Journal of Art Therapy, 22(3), 96-105.

Danieli, Y., Snir, S., Regev, D., & Adoni- Kroyanker, M. (2019). Suitability of the art therapy room and changes in outcome measures in the education system. International Journal of Art Therapy, 24(2), 68–75.

Dornai, H., Snir, S., & Regev, D. (2019). Therapy rooms for art therapy in the Israeli educational system. The Academic Journal of Creative Arts Therapies, 9(2) 887–900 (In Hebrew).

Elkayam, C., Snir, S., & Regev, D. (2020). Relationships between work conditions, job satisfaction and burnout in Israeli Ministry of Education art therapists. International Journal of Art Therapy, 25(1), 35–38.

Harpazi, S., Regev, D., Snir, S., & Raubach Kaspi, R. (2020). Perceptions of art therapy in adolescent clients treated within the school system. Frontiers in Psychology, 11, 3025.

Keidar, L., Snir, S., Regev, D., Orkibi, H., & Adoni-Kroyanker, M. (2021). Relationship between the therapist-client bond and outcomes of art therapy in the Israeli school system. Art Therapy, 38(4), 189–196.

Keinan, V., Snir, S., & Regev, D. (2016). Art therapy in the Israeli educational system – Teachers' perspectives. Canadian Art Therapy Association Journal, 29(2), 67–76.

Raubach Kaspi, R., Snir, S., Regev, D., & Harpazi, S. (2022). Art therapists', supervisors' and school counselors' perceptions of the substitute art therapist's role in the education system during maternity leave. International Journal of Art Therapy, 27(1), 26–35.

Regev, D. (2022). A process-outcome study in school-based art therapy. International Journal of Art Therapy, 27(1), 17–25.

Regev, D., Green-Orlovich, A., & Snir, S. (2015). Art therapy in schools – The therapist's perspective. The Arts in Psychotherapy, 45, 47–55.

Regev, D., & Snir, S. (Eds.). (2021). Integrating art therapy into education: A collective volume. Routledge (Taylor & Francis Group).

Shakarov, I., Regev, D., Snir, S., Orkibi, H., & Adoni-Kroyanker, M. (2019). Helpful and hindering events in art therapy as perceived by art therapists in the educational system. The Arts in Psychotherapy, 63, 31–39.

Snir, S., Regev, D., Alkara, M., Belity, I., Green-Orlovich, A., Daoud, H., Melzak, D., Mekel, D., Salamey, A., Abd Elkader, H., & Keinan, V. (2017). Art therapy in the Israeli education system – A qualitative meta-analysis. International Journal of Art Therapy, 23(4), 169–179.

Tamir, R., & Regev, D. (2020). Characteristics of parent-child art psychotherapy in the education system. The Arts in Psychotherapy, 72, 101725.

감사의 말

무엇보다 항상 기꺼이 도움을 주신 교육부 특수교육과의 예술치료 국가감독관인 아나트 마닌샤함(Anat Marnin-Shaham)에게 감사드린다. 아나트 덕분에 이 책의 미술치료 전문가인 피면담자 명단을 작성하고, 어떤 집단이 가장 중요한지에 대한 토론에 참여할 수 있었다. 그리고 이 책에 참여한 모든 미술치료사 여러분께 진심으로 감사드린다. 그들은 봉쇄와 고립의 많은 복잡한 상황에도 불구하고, 그들이 하는 일에 대해 깊이 이야기할 시간을 나눠주었다. 그들이 없었다면 이 책은 결실을 맺지 못했을 것이다. 그들 이름은 전문분야와 함께 각 장의 참조에 소개한다. 또한 시간을 내어 이 책을 읽고 문제점을 잘 생각할 수 있도록 도와주신 친구이자 연구 동료인 샤론 스니르(Sharon Snir) 교수님께도 감사를 전한다.

현재 소속되어 있는 하이파 대학교 에밀리 세골 창의예술치료 연구센터에서 공간과 자원을 지속적으로 제공해 주신 덕분에 중요한 일들을 성취할 수 있었음에 감사하다. 특히, 현재 연구소장을 맡고 있는 리모르 골드너 박사(Dr. Limor Goldner)와 다니엘 프리드랜더 박사(Danielle Friedlander)의 변함없는 도움에 감사드린다. 또한, 교육체계 내 미술치료실에서 미술치료사의 영상 제작을 함께 진행하고 있는 아미트 페리(Amit Pery)에게도 감사를 전한다. 모든 분들께 진심으로 감사하다!

루트리지 출판사에서 특히 모든 것을 유능하게 해결하신 지혜로운 편집자인 아만다 새비지(Amanda Savage)에게도 감사를 표하고 싶다.

마지막으로 가족에게 감사의 말씀을 드린다: 인간을 깊이 이해하려는 욕구와 사랑을 주신 부모님 에드나(Edna)와 마이클 노이버거(Michael Neuberger), 긴 글을 쓰는 동안 참으로 남다른 의지와 인내를 보여준 사랑하는 남편 알론(Alon), 그리고 이 글에 관심을 갖는 사랑스러운 아이들 마야(Maya), 인발(Inbal), 아디(Adi), 샤이(Shai). 가족의 지지와 사랑이 계속 글을 쓸 수 있도록 도와주는 버팀목이 되어주었다.

역자서문

펜데믹 이후 전 세계적으로 대변환의 시기에 있다. 코로나19로 초래된 재난은 자연과 사회, 경제 등 또 다른 위기를 낳았다. 특히 장애인들의 사각지대는 더욱 악화되었다. 분명한 것은 우리 모두가 이 어려움 속에 함께 했고 또 새로운 도전에 직면하게 되었다는 데 있다. 무엇보다 특수교육 현장은 이러한 위기와 도전을 매일 겪으며 더 나은 환경을 위해 고군분투하고 있다는 것이다.

이에 미술치료사이자 교수인 다프나 레게프 박사는 코로나19를 겪으며 특수교육 현장에서 미술치료사 역할이 얼마나 막중한 책임감과 소속감을 가지고 수행해야 하는지 또 이것이 얼마나 가치 있는가를 이 책을 통해 절실히 보여준다. 뿐만 아니라 특수교사, 의료진 그리고 특수교육 관련 전문가들과 어떻게 협력과 필요한 대처를 해야 하는지 많은 미술치료 전문가들의 면담과 경험을 통해 상세히 설명한다. 펜데믹 상황에서도 다프나 레게프 박사는 미술치료사의 노력과 헌신이 특수교육 환경에서 의미 있는 결과를 줄 수 있도록 그에 대한 방법과 필요성이 무엇보다 시급하다고 보았다. 따라서 이 책은 특수교육을 받는 학생들에게 질 좋은 교육과 적절한 미술치료를 제공하여 좀 더 나은 환경에서 혜택을 주기 위한 그녀의 적극적인 사명감이 있었기 때문에 가능했다.

이 책은 특수교육 대상 학생을 위한 미술치료의 실질적 접근 방법에 대해 오랜 경력의 미술치료 전문가들이 지혜를 함께 나눈 지침서다. 또한 각 개인 미술치료사의 경험들이 모여 다양한 미술치료 개입방법과 사례를 소개하며 프로그램 구성과 전략에 대한 심층적인 접근을 통찰할 수 있는 안내서다. 특히 현장의 흥미진진한 이야기를 다양한 각도에서 들을 수 있으며 이를 통해 미술치료사들의 소명감과 자부심을 엿볼 수 있다. 각 장은 특수교육 대상 학생을 장애유형별로 구분하여 특정 장애의 개요와 함께 현장에서 적용한 다양한 기법과 공동 작업 및 미술치료 사례 등을 제시하여 쉽게 이해할 수 있다. 무엇보다 미술이 어떻게 치료적으로 의미 있는 접근이 가능한지 각 장애유형별로 설명하여 독자의 이해를 도울 수 있다.

이 책이 미술치료사, 교육자, 심리상담 관련 전문가 등 장애아의 교육과 미래에 관심을 갖는 모든 분들께 도움이 되기를 바란다. 장애는 극복하고 이겨내기 위한 과제가 아니라 그들과 함께하고 머물러 줄 수 있는 우리의 행동과 실천이다. 이 책을 통해 조금이나마 보이지 않는 사각지대에서 먼저 행동할 수 있는 용기를 가질 수 있기를 기도한다.

<지체장애인과 함께하는 예술치료>에 이어 다시 값진 책을 소개할 수 있도록 허락해 주신 군자출판사 장주연 사장님과 세심한 배려로 늘 애써주시는 임경수 과장님께 깊은 감사를 드린다. 또한 뛰어난 감각과 꼼꼼한 편집으로 좋은 책을 만들어주신 김지수 편집자님과 편집에 도움을 주신 모든 관계자 분들께 각별히 감사를 전한다.

2023년 2월
이 은 혜

하나

소개

이 장에서는 학습장애(Learning Disorder: LD) 및 주의력결핍 과잉행동장애(Attention Deficit Hyperactivity Disorder: ADHD)가 있는 학생을 위한 미술치료를 다룬다. 특히 학생들이 더 어릴 때 학습장애 및 주의력결핍 과잉행동장애를 진단 받기가 항상 간단하지 않다고 면담하며 드러났기 때문에, 그에 대해 미술치료사들과 함께 논의한다. 또한 이 두 장애는 교육적 성취를 저해한다는 점에서 유사하다. 표면적으로는 이 장애가 항상 정서적인 문제와 연관되어 있는 것으로 보이지 않는다. 그러나 임상 경험에 따르면, 이 학생들은 자신의 특정 요구 사항을 인식하지 못하는 환경과 만남으로 인해 정서적 부담을 축적한다는 것을 보여준다. 이러한 정서적 부담은 수업시간에 표현될 뿐만 아니라 삶의 다른 영역에도 발생한다.

Bat-Or(2015)는 이러한 학생들 어려움이 다양한 영역에서 영향을 미친다고 지적했다. 예를 들어 그들은 학교에서 수업에 집중하는 데 문제가 있고, 이는 교사와 관계 및 학업 성취도에 영향을 준다. 쉬는 시간에도 다른 학생들과 교류할 때, 그들의 충동적인 행동은 사회적 문제에 기여하거나 다툼과 거부로 확대할 수도 있다. 또한 가족 내 이 학생들은 종종 훈육 및 경계 설정과 관련된 문제로 부모에게 도전하는데, 이는 긴장과 마찰로 이어질 수 있다. 반대로 주의력결핍 학생(과잉행동 요소가 없는)은 환경과 단절될 때 방향을 잃기도 한다. Wehmeier 등(2010)은 주의력결핍 과잉행동장애 아동·청소년의 삶의 질에 대한 연구에서 주의력결핍 과잉행동장애 진단을 받은 모든 아동·청소년의 1/3 이상이 높은 수준의 정서적 문제를 가지고 있다고 보고하였다. Coghill 등(2006)은 임상의가 평가한 주의력결핍 과잉행동장애 아동에 영향을 미치는 요인에 관한 연구에서, 주의력결핍 과잉행동장애가 있는 아동이 장애가 없는 아동보다 강점·난점 설문지(Strengths and Difficulties Questionnaire: SDQ-Kr)로 측정한 결과 정서적 문제가 더 많다는 점을 밝혔다. Maor (1999)는 학습장애를 가진 학생들이 비 학습장애 학생들과 동일한 문화에 살고, 동일한 요구 사항을 갖고, 동일한 발달 단계를 겪는다고 지적했다. 그러나 그들은 다른 학생들이 경험하지 못하는 장애물과 압박에 직면한다. 이는 그들 적응력을 약화시키고 다양한 수준의 심리적 문제 발현에 기여한다. 구체적으로 학습장애 아동은 사회적 정보처리의 어려움, 낮은 대인관계 능력, 높은 수준의 사회적 거부와 외로움, 감정기복과 우울감, 적응문제의 내재화 및 외현화 등과 같은 어려움을 특징으로 한다(Freilich & Shechtman, 2010).

이 장에 기여한 미술치료사들은 모두 학습장애와 주의력결핍 과잉행동장애를 구별하기 어렵고 간혹 두 특성이 결합되어 있다고 말했다. 어떤 경우는 부모가 자녀에게 무엇이 잘못됐는지 장기간 확신하지 못하는 데, 이는 부모와 자녀 모두에게 스트레스와 불안에 영향을 미친다. 이 학생들은 학습장애 외에도 세상을 다르게 경험하고 환경과 부적절한 접촉의 결과로 정서적 어려움과 다른 문제들을 축적하는데, 이는 그들 심리치료의 필요성을 설명한다. 이들 주요 어려움 가운데 하나는 초등학교에서도 제 기능을 발휘하기 어렵고 부적절한 사회적 상호작용을 하게 만드는 자기조절능력이다. 또한, 이 학생들 가운데 많은 수가 언어 문제를 가지고 있다. 때문에 그들은 언어적 경로를 신뢰하거나 의사소통에 사용하기 어렵다고 생각한다. 한편, 여기서 면담한 많은 미술치료 전문가들은 이 학생들의 창의성을 강조했고, 예술적 능력이 다른 학생들보다 더 발달한 경우가 많다고 언급했다. 이 학생들은 일반적인 방법으로는 접근하기 어렵지만, 분명히 교육체계는 그렇게 할 수 있는 방법을 찾을 필요가 있다고 주장했다. 무엇보다 미술치료는 비언어적이기 때문에 이 학생들에게 중요한 지원 형태를 구성할 수 있다고 강조했다.

미술치료의 목표

이 학생들과 함께하는 미술치료에는 몇 가지 주요 목표가 있다. 미술치료 전문가인 피면담자와 문헌 모두에서 학생들의 자아상과 자신감 향상에 미술치료의 가치를 강조했다(Maor, 1999). 이 학생들은 특히 학교에서 그들 삶에서 많은 좌절의 순간을 경험한다. 목표 가운데 하나는 학생들이 단순히 미술매체 다루기에 동의하도록 격려하는데 있다. 어떤 학생들은 반복되는 실패 경험을 두려워하며 미술도 실패할 수 있는 경험으로 간주한다. 한 피면담자는 미술치료가 "사랑을 통한 치료"를 제공한다고 제시했다. 다시 말해, 미술치료는 학생들에게 함께 즐겁고 성공할 수 있다는 느낌을 주기 위해 칭송(稱頌)의 용기(container)를 다시 반영한다는 의미다.

미술치료사들은 또한 학생들 내면세계와 주제를 연결하는 데 있어 미술치료의 가치에 주목했다. 이 연결은 간접적이며 학생들이 관심 갖는 주제의 성격을 통해 전달된다. 이 내용은 고통과 구조, 그리고 주인공을 구할 수 없는 주제를 포함하기도 한다. 한 미술치료사는 경험의 일부와 다른 주제 사이에 연결하는 목표도 언급했다.

학습장애 및 주의력결핍 과잉행동장애 학생의 구두 의사소통에 어려움이 있는 경우, 미술치료는 비언어적으로 그들 감정을 표현하는 데 도움을 줄 수 있다(Freilich & Shechtman, 2010; Maor, 1999). 면담한 미술치료사들은 학생들이 작업 과정에서 도움이 되는 적절한 재료를 찾는 데 간혹 어려움이 있다고 지적했다. 한 피면담자는 일부 학생들이 가만히 있지 못하고 자리를 이탈하는 등으로 인해 난관을 경험한다고 언급했다. 이 경우 흥미를 유발하는 미술재료와 도구를 통해 매체가 가진 특성을 그대로 배우고 그에 따른 작품을 탐구하는 데 주안점을 둔다.

또 다른 요인은 성찰적 관찰을 개발하기 위한 미술치료, 미술매체 및 치료관계의 사용과 관련이 있다. Safran(2003)은 미술치료가 주의력결핍 과잉행동장애의 충동성과 같은 내담자 증상을 탐구하기 위해 성찰적으로 사용될 수 있다고 주장했다. 그 이유는 예술작품이 그들 정서적 도전을 시각적으로 표현하고 증언하기 때문이다. 피면담자는 성찰적 관찰과 함께 미술치료가 특정 어려움에 직면한 학생 자신의 정체성을 형성하고,

학습장애 또는 주의력결핍 과잉행동장애와 관련된 문제 또는 그렇지 않은 문제를 더 잘 구별할 수 있도록 도울 수 있다고 언급했다.

미술치료는 장애 자체와 관련된 분야에서도 발전을 이끌어낼 수 있다. 예컨대 문헌에 언급된 목표 중 하나는 운동 지각 기능을 개선하는 데 있다. 이러한 기능이 개선되면 학습 동기도 향상된다(Maor, 1999). 또한 미술치료는 주의력결핍 과잉행동장애 학생들이 내면의 리듬에 주의를 기울이고, 다양한 자극이 어떻게 변화를 일으키는지 이해하도록 장려할 수 있다(Murphy et al., 2004). 특히 미술치료는 다양한 전략을 활용해 행동을 조절하는 동시에 통제감을 조성하고 강화할 수 있는 환경을 제공할 수 있다(Bat-Or, 2015; Murphy et al., 2004).

대부분 이 학생들은 대인관계에서 어려움을 경험하기 때문에 미술치료는 사회적 기능을 향상시키는 데 사용할 수 있다(Maor, 1999). 개인 또는 집단 미술치료는 이러한 관계 문제를 검토할 수 있는 안전한 공간을 제공할 수 있다. 면담한 미술치료사 일부는 학생 가족과 관계 개선에 대해서도 논의했다. 미술치료에서 학생들은 자신을 표현하는 법을 배우고 더 나아가 가족 관계에서 필요한 것을 더 잘 표현할 수 있다. 부모와 함께 작업이 가능한 경우, 가족 구성원 간 관계와 의사소통을 개선하는 데 주안점을 둔다.

마지막으로, 한 피면담자는 학교체계 내에서 이러한 학생들이 발산과 환기 및 긴장을 풀 수 있는 장소로서 미술치료의 중요성을 지적했다. 구체적으로, 이 학생들이 어려운 과제와 하루종일 씨름할 수밖에 없는 학교에서, 미술치료 과정은 다르게 이루어진다고 제시했다. 즉 학업 요구 사항이 없으며, 새로운 힘을 얻을 수 있는 장소로 경험할 수 있다.

도전

피면담자들은 특히 고학년 학생들 주요 도전 가운데 하나가 미술치료에 참여하도록 격려해야 한다는 점을 분명히 했다. 과거 경험 때문에, 그들은 종종 어른들을 신뢰하거나 새로운 관계형성을 위한 기회를 어려워한다. 비록, 미술치료는 학교에서 이루어지지만, 학습에 관한 내용이 아님을 이해하도록 돕는 일이 중요하다. 무엇보다, 전환은 이러한 학생들에게 문제가 될 수 있다. 이는 활동 간 전환(Murphy et al., 2004)뿐만 아니라 교실에서 미술치료실로 그리고 복잡할 수 있는 치료 회기 과정에서 확인할 수 있다. 각 틀의 규칙은 매우 다르고 학생들은 그에 따라 행동 조정이 필요하다.

미술치료 회기 구조는 대개 다양한 재료를 사용한 작품 제작과 언어적 성찰을 모두 포함한다. 많은 피면담자는 항상 학생을 창의적인 과정에 참여시킬 수 있는 것은 아니라고 말했다. 일부는 게임, 치료 카드 또는 샌드백도 방에 비치해 다른 활동을 할 수 있도록 한다고 언급했다. 다른 치료사들은 학생들이 작품이 끝난 후 언어적 소통을 나누거나 미술치료사의 말을 듣는 것에 대한 어려움을 논의했다. 이 어려움은 학생들이 집단에서 다른 사람들 말을 들어야 하는 집단미술치료로 확대된다(Murphy et al., 2004).

때로는 학생들이 회기 시간 내내 머물기가 어렵다. 그들의 제한된 집중 시간은 창의적인 과정을 지속하는 능력에도 영향을 미친다. 미술치료사는 성취감을 줄 수 있는 짧은 경험을 의도적으로 선택할 필요가 있다. 또한 학습장애 및 주의력결핍 과잉행동장애가 있는 학생은 특정 미술매체를 다루는 데 신체적 어려움을 겪을 수도 있다. 피면담자들은 작품이 찢어지고, 쏟아지거나, 분해되는 상황을 설명했다. 이는 학생들의 창의력과 상상력이 예상치 못한 기대를 불러일으킬 수 있음에도 불구하고, 예술작품에서 기술적으로 표현할 수 없는 무능함 때문에 좌절된다는 것이다.

피면담자들은 이 학생들의 매우 높은 양가성에도 주목했다. 학생들은 간혹 자극으로 가득 찬 자신만의 방으로 들어간다. 이때 회기 초반 담화 수준에서 그들의 감정표현을 멈추기는 쉽지 않다. 반면 무엇을 하고 싶은지 모를 수도 있다. 이 학생들은 수년간 너무 엄격하게 지도받았기 때문에, 자신의 바람을 말하거나 전체적으로 자신의 정체성을 표현하는 데 어려움을 느낀다. 다른 피면담자는 미술치료사로서 회기동안 적절한 단어 선택이 얼마나 힘든지를 이야기했다. 이 학생들에게는 단어가 침습적이거나 비난적이며 잘못된 것을 묘사한다고 느낄 수 있다는 것이다. 한편으로, 이 학생들이 자주 낙인에 직면하기 때문에 민감성이 높아진다는 것을 알 수 있다. 또한 그들이 비우호적 매개체로 인식하는 구두 의사소통과 관련된 어려움을 이해할 수 있다. 많은 피면담자들은 시골길을 걷거나 치료실 밖에서 노는 등 다른 맥락에서, 치료실에서 시도하기 어려운 말들을 표현할 수 있었다고 응답했다.

한 피면담자는 약물치료 중인 주의력결핍 과잉행동장애 학생들에 대해 구체적으로 논의했다. 그녀는 같은 학생이 약을 복용한 날과 그렇지 않은 날 차이가 극적이고 치료 관계에 상당한 영향을 미칠 수 있다고 제시했다. 어떤 학생들은 집중 시간이 더 길기 때문에 약물 치료의 도움을 받는다. 그 밖에 약을 복용하지 않은 학생들은 생명력, 자신을 표현하는 능력 그리고 창의성을 잃는다고 언급했다.

일부 피면담자는 미술치료사로서 어려움을 언급했다. 그들은 치료 회기의 실존적 어려움과 종결할 때까지 고충을 설명했다. 특히 숙련된 치료사에게도 과잉행동을 보이는 학생들 속도와 전환에 적응해야 하는 과정이 쉽지 않다고 밝혔다.

개입 기법 및 전용 작업 모델

감정표현과 반영

주의력결핍 과잉행동장애 학생뿐만 아니라 학습장애 학생은 수년간 환경과 복잡한 상호작용으로 인해 분노와 좌절감을 축적하기도 한다. 미술치료는 이러한 감정을 점토, 목공, 종이공예 등 작업을 통해 표현할 수 있다(Bat-Or, 2015). 미술매체 작업과 관련된 감정표현이 끝난 후, 학생들은 그 과정을 반영하여 관찰할 수 있다. 이러한 방식으로, 그들은 자신의 행동과 주변 세계에 대해 배운다(Bat-Or, 2015). 또한 이 과정은 회기의 언어적 부분을 비언어적 구성 요소에 연결하고 이들이 하나의 완전한 경험으로 결합하는 방법을 돕는다.

Bartoe(2014)는 미술치료사들 대상으로 주의력결핍 과잉행동장애 아동 치료에 가장 효과적인 개입 형태에 대한 설문조사를 실시했다. 그들 대부분은 회화, 소묘, 조각 및 콜라주를 들었다. 회화는 감정 조절에 도움을 주고, 소묘는 집중력 유지와 성취감과 함께 활동을 끝낼 수 있도록 도와줄 수 있다고 제안했다. 또한 조각은 3차원 작업을 통해 장애아 관심 범위를 감정적으로 표현하고 확장하는 방법이 될 수 있으며, 콜라주는 이미지 찢기를 통해 공격성을 비롯한 다양한 감정 표현을 가능하게 한다고 제시했다. 특히 콜라주는 그들 일상의 이미지와 미래에 대한 열망과 생각을 통합할 수 있다고 밝혔다.

성공 경험 구축

미술치료는 과거에 자주 실패에 직면했던 학생이 성공 경험을 구축하는 데 도움을 줄 수 있다. Maor(1999)는 내담자가 탁월하고 성공할 수 있는 표현 경로를 찾도록 미술치료사가 도울 필요가 있다고 주장했다. 특정 재료나 기법으로 작업하는 방법을 배우면서 만족스럽고 칭송받는 작품을 만드는 일은 학생이 더 긍정적인 감정으로 전환하는 데 도움을 줄 수 있다. 피면담자들은 이러한 학생에게 다양한 선택권을 제공하는 데 대한 중요성과 활동 과정에서 제공되는 많은 긍정적 강화를 다루었다. 무엇보다 창의적인 구상을 실행에 옮기기 어렵거나 어색한 학생을 위한 기법적인 지원의 중요성을 강조했다.

"자기(self)" 개념에 대한 연구

두 집단 모두 미술치료에서 "자기(self)" 개념이나 "자기"의 다른 측면, 그리고 미술매체를 사용하여 표현하는 방법에 대한 이익을 얻을 수 있다. 이 학생들 대부분은 낮은 자존감을 경험한다. 때문에, 자신이 개발하고 싶은 "자기" 유형과 개발하고 싶지 않은 유형에 대해 생각함으로써 더 긍정적인 자기인식 형성에 도움을 줄 수 있다(Bat-Or, 2015).

감각운동 기능 강화

학생은 미술매체와 접촉, 작업 및 경험을 통해 감각운동 기능을 느끼고, 처리하고, 강화할 수 있다. 자르기, 찢기, 주무르기, 굴리기, 쥐어짜기 및 다양한 그리기 도구를 사용한 작업은 미세운동 기술, 눈-손 협응 및 쓰기운동(graphomotor) 성능을 향상시킬 수 있다(Maor, 1999). Safran (2003)은 다양한 수준의 신체 참여를 활성화하는 미술 매체를 찾는 것이 중요하다고 강조했다. 그녀는 향 마커와 같은 감각 지향적인 재료가 학생을 참여시키고 감각 수준에서 자극을 받았을 때 그들 산만함을 평가하는 기회가 될 수 있다고 제시했다.

작업 환경 및 치료 회기 구축

Bat-Or(2015)는 특히 주의력결핍 과잉행동장애 학생을 위해 그들 작업 환경을 구축할 필요성을 강조했다. 이는 다양한 매체로 작품을 만드는 특정 작업 영역을 설정하고 작업 단계를 공동으로 준수하는 과정을 포함한다. 한 피면담자는 다양한 미술매체 꾸러미가 들어 있는 별도의 바구니 준비를 제안했다. 또 다른 피면담자는 모든 미술매체를 내놓지 않고 학생의 필요를 반영하여 과다한 범위를 피하기 위한 선택의 중요성을 언급했다. 또한 그녀가 치료 회기를 어떻게 구성하는지 설명했다. 1부는 카드 등의 기법을 바탕으로 한 정서적 이야기로 구성한다. 이 부분은 경청 및 상호작용 능력을 키우는 데 초점을 맞춘다. 2부는 더 창의적이고 개방적이며 자유롭다. 그러나 미술치료사가 각 학생에게 가장 적합한 미술매체를 선택하여 불필요한 좌절감을 겪지 않도록 한다.

사회적 기능 향상을 위한 집단미술치료

주의력결핍 과잉행동장애 및 학습장애 학생을 위한 집단미술치료에 관한 많은 문헌이 있다. Reddy와 Alperin(2016)은 집단 환경에서 이 학생들이 자신과 타인의 행동과 감정을 관찰하는 계기가 될 수 있다고 주장했다. Safran(2003)은 주의력결핍 과잉행동장애 학생과 회기를 이전 회기의 규칙과 핵심 내용 반복, 미술매체 창작, 그리고 집단 공유의 세 가지 주요 부분으로 나눌 수 있다고 제안했다. Murphy 등(2004)은 주의력결핍 과잉행동장애 아동을 위한 집단미술치료에 대해서도 논의했다. 이는 이 아동들이 다른 집단에 통합되기 어렵기 때문에 설정되었는데, 치료 회기는 각각 다른 활동으로 구성된 세 부분으로 나뉘었다: (1) 집단 자체 내 제안에 따른 전체 집단을 위한 운동 활동, 그 다음 원을 그리며 앉아 활동에 의해 도출된 감정 공유; (2) 미술 재료로 자유롭게 작업한 후 집단원에게 작품 공유; (3) 학생들이 미술치료실 외부 생활로 복귀할 수 있도록 돕는 마무리 및 휴식. 집단은 매주 90분 동안 7개월 동안 만났다. 피면담자들은 특히 이 집단이 감정의 더 자유로운 표현이 가능한 외부 경계를 만들기 위해 규칙적인 일정한 유지가 중요하다고 강조했다. 치료사들은 학생들이 서로에게 주의를 기울일 수 있도록 학생들이 서로에게 전달한 상징적인 마이크를 사용했다. 그리고 마이크를 들고 있는 사람만이 말을 할 수 있도록 했다.

여기서 피면담자들은 집단의 학생 선발 과정에 대해서도 언급했다. 그들은 이 모집단의 다양한 어려움을 감안할 때 학생들을 알아가는 과정이 얼마나 중요한지, 특히 치료 목표, 그들 에너지 수준, 협력 정도, 특별한 문제 등 측면에서 집단 작업이 실제로 적절한지 확인하는 과정은 매우 중요하다고 강조했다. 그들은 학생이 편안함을 느끼면서 미술치료사가 통제할 수 있는 집단을 만들기 위해 참가자 수 제한을 권고했다. 때로는 다른 학급, 심지어 다른 연령대의 비슷한 어려움을 가진 학생들 통합도 가능했다. 집단 회기는 비슷한 어려움을 겪고 있는 다른 학생들과 연락할 수 있는 기회를 제공하기 위해 고안되었다. 한 피면담자는 사회적 어려움이 있는 학생 한 명만 포함된 세 명의 학생들로 집단을 만들기 위해 노력한다고 설명했다. 그 이유는 이 학생들과 다른 사람들 관계 유형을 조사했을 때 이 형식이 가장 유용하다는 점을 발견했기 때문이다.

또한 피면담자들은 이 학생들과 함께 작업하는 다양한 방법을 설명했다. 첫 번째 피면담자는 학생들에게 집단이 어떻게 활동하기를 원하는지 묻는다고 말했다; 예를 들어, 매주 다른 학생이 회기를 이끌거나, 학생들이 작업 방법을 함께 결정하거나, 미술치료사가 회기를 지시할 수 있다. 두 번째 피면담자는 3부로 구성한 회기를 구현했다. 1부는 학생들이 어떻게 지내는지 질문을 던진다. 이는 자신을 바라보고 회기를 연결하는 방법을 가르치기 위해 고안되었다. 2부는 회기 동안 수행할 활동에 대해 논의하고 미술치료사는 집단에서 역할 분담에 대해 설명한다. 그 다음 그들은 미술 재료로 작업한다. 3부는 회기에 있었던 내용과 전체 과정이 어떻게 관련되는지에 대한 관찰을 포함한 요약이다. 학생들은 회기에서 만든 작품을 전시하고 다른 사람의 작품을 관찰하고 성찰하는 방법을 배운다. 세 번째 피면담자는 각 학생의 개별 작업에 대한 중요성과 학생들이 함께 결정을 내릴 수 있지만 의무 사항은 아니라고 강조했다. 특히 모두가 일정한 속도로 진행되는 교육체계에서 집단 내 각 학생의 과정과 개인 속도는 의미가 있다. 네 번째 피면담자는 집단별 주제를 강조했다. 예를 들어, 그녀는 이 학생들에게 매우 중요한 자기표현 문제에 초점을 맞춘 집단을 설명했다. 또 다른 집단에서는 시각적 일기를 만들었다. 각 회기에서, 학생들은 서로 다른 재료로 일기 한 장씩 작업했으며, 연말에 그 한 장은 서로를 공유한 경험을 증언하는 하나의 일기로 바뀌었다.

피면담자들은 특수학급 집단미술치료 모델에 대해서도 논의했다 (Ofer Yarom et al., 2021). 특수학급에 적용되는 이 모델에서 미술치료사는 교사와 조교를 포함한 전체 학급과 함께 작업한다. 이를 통해 담임교사와 미술치료사가 특정 학생들을 더 잘 이해하고 생각하는 데 활용할 수 있는 관찰이 가능하다. 특수학급 집단미술치료 회기는 팀이 경험을 처리하고 미술치료사의 감독을 받기 위한 매주 한 시간이 이상적이다. 한 피면담자는 이 형식으로 노래 작업을 설명했다. 매 회기마다 한 학생이 다른 곡을 선택하여 학급에 제시하고, 창작 작업은 해당 곡과 관련이 있다. 목표는 각 학생에게 집단의 중심이 될 수 있는 기회를 제공하는 데 있다. 특히 집단 구성원이 그 곡에 공감하고 그 과정에서 서로에 대해 무언가를 발견하는 것이다.

개방형 작업 모델

피면담자들은 이러한 학생들을 위한 개방형 작업 모델(Heller, 2021)의 이점에 대해서도 논의했다. 개방형 작업은 통합적 측면을 포함할 때 특히 성공적일 수 있다. 한 피면담자는 교사가 개방형 작업에서 학습장애 및 주의력결핍 과잉행동장애가 있는 학생을 다른 학생과 통합할 수 있는 모델을 설명했다. 각 학급은 매주 개방형 작업에 여러 자리를 이용할 수 있었고, 학생들은 교대로 참여했다. 이 특별한 개방형 작업은 2/3의 정규학생과 1/3의 장애가 있는 학생으로 구성되었다. 활동에서는 작품과 미술매체 중심으로 새로운 상호작용이 이루어졌다. 교사와 미술치료사가 함께 진행했으며, 각 회기가 시작될 때마다 학생들이 모여들었다. 학생들은 미술매체 선택과 작업 사이를 오고가며 미술치료사와 교사의 기술적 도움을 받았다. 회기가 끝날 때, 정리하고 학교 공간으로 다시 전환하기 위한 몇 분이 있었다. 각 회기는 45분 동안 지속되었지만 계속 원하는 학생들을 위해 연장하기도 했다. 또 다른 피면담자는 개방형 작업 맥락에서 준비작업과 안정감의 중요성에 대해 이야기했다. 치료실에 처음 오는 학생들은 자신이 무엇을 하고 싶은지 모를 수도 있다. 그런 상황에서 그녀는 그들을 위해 문제를 해결하려 하지 않고, 그들이 돌아다니고, 만지고, 실험하고, 어떤 재료가 그들에게 호소력이 있는지 스스로 결정하게 했다.

그리고 회기가 끝날 때 청소는 이 학생들에게 중요한 구성 및 조직 의식을 전달하는 데 기여했다. 그 다음 현상학적 관찰을 위해 작품을 집단화하거나 관련된 감정을 묘사하는 단어를 선택할 수 있도록 했다.

부모-자녀 미술치료

최근 몇 년 동안 교육부는 유치원과 학교에서 부모-자녀 미술치료 모델을 적용하기 시작했다(Regev & Tamir, 2021). 이 경우, 학부모는 매주 학교나 유치원의 치료 회기에 초대된다. 한 피면담자는 특히 학생의 장애나 어려움이 부모-자녀 관계에 영향을 미친다고 느끼는 경우, 치료의 특정 부분을 위해 부모에게 부모-자녀 미술치료 회기에 참석하도록 요청하는 경우가 있다고 언급했다. 이는 자녀와 부모 중 한 부모 또는 양 부모 사이에 여러 갈등이나, 한 부모가 자녀와 접촉을 피하거나 자녀와 함께 하기가 어려운 상황에서 나타날 수 있다. 그래서 그녀는 때때로 함께 작업할 여러 집단을 초대한다. 가령, 세 명의 아버지와 자녀들이 함께 목공일을 할 수 있는 회기를 마련하며, 각 회기는 부모 모두를 위한 부모 지도도 포함한다. 또 다른 피면담자는 이러한 일대일 회기를 그녀가 안내하는 구조화 부분과 부모와 자녀가 치료실에서 하고 싶은 것을 선택하는 비구조화 부분으로 나눈다고 설명했다.

미술치료사와 공동 작업

Furneaux-Blick(2019)은 학습장애가 있는 청소년과 치료적 관계를 강화하는 방법으로 공동 창작 과정을 제시했다. 그녀는 공동 활동을 하는 것이 비언어적 의사소통을 가능하게 함으로써 치료 관계를 강화한다고 주장했다. 이러한 강화에 따라, 공유된 경험은 다시 역전이가 발생할 수 있는 더 비옥한 지형을 제공할 수 있다고 강조했다. 퍼노-블릭은 청소년들과 함께 작품을 만들면서 공동 활동이 어떻게 역전이를 경험하고 풍요로운 의사소통이 될 수 있는지 그의 연구에서 밝혔다.

마음챙김과 유도심상 그리고 미술치료

마음챙김은 또한 미술치료와 결합할 수 있다. Sin(2017)은 주의력결핍 과잉행동장애 학생이 정서조절이 필요한 개인을 위한 미술치료에서 마음챙김 기반 중재의 혜택을 받을 수 있다고 보고했다. 미술매체의 감각적 탐구를 장려하는 등의 개입은 개인이 그 과정에서 알게 된 감각, 생각 및 감정에 대한 인식과 토론을 촉진할 수 있다. 한 피면담자는 치료 회기를 시작할 때 마음챙김과 유도심상 사용에 대해 설명했다. 그녀 관점에서 지나치게 활동적이지 않은 학생들은 조용한 장소에 대한 상상이 매우 도움이 될 수 있다. 이와 대조적으로, 지나치게 활동적인 학생들은 조용한 장소에 있는 상상이 어려워서, 이 작업이 그들에게 덜 적합하다고 제시했다.

매체 놀이 및 실험

일부 피면담자는 이 학생들이 매체와 탐색적 접촉에 매력을 느낀다고 설명했다. 한 피면담자는 무엇이 어떻게 녹을 수 있는지 알아보기 위해 불과 양초를 가지고 노는 학생을 묘사했다. 또 다른 피면담자는 슬라임(Slime)을 여러 회기에 사용하고 각각 별도의 상자에 동봉한 소녀를 언급했다. 각 슬라임은 서로 다른 구성 요소를 가지고 있었다. 각 회기가 시작될 때마다, 그녀는 새로운 슬라임을 만들기 전에 모든 상자를 열고 이전 작업을 검토했다. 미술치료사는 변형, 접촉 및 재료를 최대한 활용하려는 시도가 포함된 슬라임이 이 학생이 매체를 통해 비언어적으로 자신의 경계를 시험하는 데 도움을 주었다고 제시했다.

도자기

Shahak(2012)은 주의력결핍 과잉행동장애를 가진 학생이 도자기 작업을 통해 일상 에서 자신의 행동 방식과 장애에 대처하는 능력에 긍정적인 변화가 있다고 보고했다. 그녀 연구 결과에 따르면 다른 시간, 장소 및 리듬으로 정의된 다양한 작업 단계에 따라 구조화된 역동적인 창의적 과정이 그들 어려움을 해결하는 데 도움을 주었다. 예를 들어, 원형 바퀴 작업은 먼저 점토 던지기 기술을 배운 후, 전시와 판매할 도자기 만드는 기법에 대한 개발을 포함한다. 이러한 각 단계는 치료적 가치가 있으며, 학생들의 통제, 만족 지연, 조직 및 계획, 효과적 시간 관리, 집중력 및 인식, 정신적 명료성, 내적 표현 발달, 자기조절, 자기표현, 자신감 강화, 수용 및 자존감 증진에 기여한다.

목재

피면담자들은 나무로 작품을 만드는 데 대한 이점을 언급했다. 톱질, 망치질 그리고 열간 접착제로 부착하는 일은 이 집단에게 매력적이다. 이러한 유형의 활동은 재료의 숙달, 조절 연습, 그리고 강한 성공감을 만들어낼 수 있다. 한 피면담자는 미술치료실에 다양한 목공 도구를 갖추고 있으며 목공의 실용적인 특성(예: 의자 만들기)이 많은 학생을 끌어들이고 있다고 언급했다. 학생마다 자신이 원하는 것을 선택하고, 적어도 초기 단계에서는 미술치료사의 도움을 받아(안전상 이유로) 작업을 진행한다. 예를 들어, 함께 톱질하는 것은 모자 관계의 유아기 리듬을 연상시키는 공유된 경험을 제공하며 일종의 상호의존을 요구한다. 또한, 부모와 자녀를 초대하여 함께 목공 작업을 할 수 있다. 무엇보다 목재는 단단한 재료이지만, 부드럽거나 기성 재료 모두와 결합할 수도 있다. 따라서 회전하는 바퀴나 움직일 수 있는 유동적인 작품을 만들 수 있다. 특히 목공 작업할 때는 안전 주의사항이 필수적이다. 이 작품들은 집으로 가져갈 수 있고(동급생들을 감탄하게 한 후) 그들 자부심이 되기도 한다.

석고

많은 피면담자는 석고를 사용하여 비교적 빠르게 만족스러운 모양과 작품을 만들 수 있다고 주장했다. 한 피면담자는 학생들이 "부러진" 팔이나 다리에 석고 모형을 만드는 것을 좋아한다고 언급했다. 아마도 부러진 것으로 인식될 수 있는 무언가를 상징적으로 나타내기 위해서라고 제시했다. 이처럼 석고는 조각을 전체적으로 만드는 상징적인 재료로 제 2의 피부를 형성하거나 틀에 넣을 수 있는 재료로 볼 수 있다. 한 피면담자는 학생들에게 영화나 TV 프로그램 또는 컴퓨터 게임에 나오는 인물을 생각해 보라고 권유했다. 그들이 선택한 인물은 엄청난 상징적 의미를 가졌다. 예를 들어, 한 학생이 폭발하는 인물을 선택했다. 미술치료사는 학생이 그 인물의 철사 골격을 만든 다음 석고 작업을 할 수 있도록 도왔다. 건조된 석고상에 그림을 그리거나 오브제 작업도 할 수 있다. 특히 그 인물 의미가 학생과 매우 관련이 있을 때 논의할 수 있었다. 이러한 작업은 집으로 가져갈 수 있고, 학생들은 이를 매우 자랑스러워했다.

스프레이(Spray) 물감

한 피면담자가 3차원 작업과 그래피티(graffiti) 및 모든 종류의 표지판에 스프레이 물감을 사용했다고 설명했다. 넓은 표면위에 색채를 뿌리는 작업은 이 특정 집단에 매우 적절한 통제와 조절이 필요하다고 제시했다. 무엇보다 스프레이 물감은 환기가 잘 되는 실내나 실외에서만 사용해야 한다.

스티로폼 절단용 필라멘트(Filament)

한 피면담자는 특정 모양을 만들거나 단순히 조각을 자르고 스티로폼을 자르는 데 필라멘트를 사용했다고 설명했다. 절단에는 가속할 수 없는 일정한 리듬이 필요하다. 그녀는 주의력결핍 과잉행동장애가 있는 학생들이 필라멘트의 사용 속도에 맞춰 집중하고 절단할 수 있으며, 이러한 도구를 사용하고 절단하는 데 숙달함으로써 상당한 만족감을 경험했다고 보고했다. 특히 안전 예방 조치는 필수다.

직물

일부 피면담자, 특히 청소년과 함께하는 미술치료사들은 뜨개질, 자수 또는 매듭 공예를 제안했다. 이 학생들 경우, 시간이 지남에 따라 과제가 성장하면 다양한 회기를 하나의 완전한 경험으로 연결하는 데 도움을 준다고 언급했다. 부드러운 재료와 접촉은 진정과 조절의 경험을 제공한다.

미술의 의미

피면담자 모두 이 학생들을 위한 미술매체 사용의 주요 목적은 그들이 성공을 경험할 수 있도록 하는 데 있다고 제시했다. 수년간 투쟁과 실패 후, 특히 학교 환경에서, 미술매체를 사용한 성공 경험은 매우 중요하고 힘을 실어준다. 한 미술치료사는 학생들이 작품을 집으로 가져가 가족들에게 보여줄 수 있도록 하여 그들 노력에 대한 더 많은 감탄과 존경을 경험할 수 있도록 허락한다고 강조했다.

중요한 점은, 미술매체가 구두 의사소통이 어려운 개인을 위한 대체 표현 방식을 구성할 수 있다는 데 있다. 미술매체를 사용함으로써 비언어적으로 다양한 감정을 표현할 수 있다(Murphy et al., 2004). 말로 감정과 생각을 표현할 수 없을 때, 미술은 그들 창의성과 능력을 표현하고, 이러한 경험을 언어로 전달하기 위한 다리를 만들 수 있다.

마지막으로, 미술매체의 사용은 이 학생들에게 취약한 기능을 강화하는 데 도움을 준다. Hinz(2009)는 주의력결핍 과잉행동장애 장애 학생과 관련하여 점토, 수채화, 아크릴 물감과 같은 감각 지향적인 재료가 지금-여기 감각에만 몰입할 수 있기 때문에 집중과 지속에 도움을 줄 수 있다고 주장했다.

부모 및 교직원이 참여하는 공동 개입

부모와 협업

피면담자들은 학습장애 및 주의력결핍 과잉행동장애 학생의 부모들이 교육부가 권고하는 세 번의 부모지도 회의에 참여하기 어렵다는 점에 주목했다. 자녀가 어린 경우, 부모는 그들 어려움을 계속 처리해주어야 한다. 특히 그들 분노와 거부 및 교육체계에 대한 신뢰 상실에도 대처해야 한다. 자녀가 커가면서, 부모는 여러 회의 후에도 새로운 소식을 들을 가능성이 없다고 믿는 경향이 있다. 따라서 부모의 양육을 돕기 위해서 미술치료사는 학생의 강점에 중점을 두고, 부모가 참여할 수 있도록 노력해야 한다. 동시에 한 피면담자는 부모와 대화에서 학생의 문제 인식에 대한 중요성을 지적하며, 교사나 미술치료사가 좋거나 나쁘다는 사고의 분열을 피해야 한다고 경고했다. 중요한 부분은 학생의 발전을 돕기 위한 협력이라고 강조했다.

이러한 부모와 만남은 많은 수용과 지원, 그리고 그들 상황에 대해 공감하려는 시도를 요구한다. 반면, 부모가 자녀를 더 넓은 관점에서 바라보고 덜 명백한 문제를 다루도록 돕는 점에서 중요하다. 예컨대 한 피면담자는 부모가 자녀 어려움과 사회적 문제 연결이 항상 쉬운 것은 아니므로 자녀 특성이 다른 사람과 상호 작용에 어떤 영향을 미치는지 이해하도록 돕는 일이 중요하다고 주장했다. Bat-Or(2015)는 부모지도 일환으로 (아동의 동의하에) 미술치료 중에 자녀가 수행한 작품에 대한 부모 관찰을 논의했다. 부모가 그 작품들을 보면 학생으로서 자녀 개인적인 경험을 이해하는 데 도움을 줄 수 있다는 것이다.

교직원과 협업

피면담자들은 일반 교실에서도 교직원에게 학습장애 및 주의력결핍 과잉행동장애 학생들이 직면한 정서적 어려움을 알릴 필요가 있다고 지적했다. 교사가 미술치료사의 기능을 이해하고 필요할 때 접촉하는 방법을 한다는 것이다. 직원회의에서는 미술치료사가 하는 일을 교사들이 이해할 수 있도록 미술치료에 대한 이론적 자료와 사례연구까지 제시할 수 있다. 피면담자 일부는 학교 쉬는 시간이나 전화로 비공식 회의를 언급했는데, 치료에서 학생들에 대한 중요한 대화가 이루어질 수 있다. 또 학생이 학교에서 위기를 겪을 때 이러한 회의가 도움이 된다고 설명했다. 미술치료사 존재는 학생과 교사 모두의 관계를 증진시키고 어려운 시기에도 함께 있고 계속 나아가며 때로는 미술치료실에서 이야기할 수 있다는 메시지를 전달한다. 이는 분열로 이어질 수 있는 불안한 상황에서 학생이 진정하고 힘을 동원하는 데 도움이 되는 바로 협력 관계이다.

피면담자들은 일반학교에서는 특수교육과 달리 담임교사와 미술치료사가 긴밀한 접촉이 가능한 결속력이 아직 부족하다고 주장했다. 이러한 정기적인 모임은 학생들 복지에 상당히 기여할 수 있다. 그들은 교사들에게 먼저 다가가거나, 교육자와 담임교사를 알아가기 위해 노력한다. 또한 학생들이 교실에서 더 잘 수행할 수 있도록 도울 수 있는 메시지를 중재하고 전달한다고 강조했다. 무엇보다 그들은 학업 과제를 포함하지 않는 활동에서 더 잘 볼 수 있는 학생들의 강하고 성공적인 측면을 반영하려고 노력한다.

특히 한 피면담자는 학교에서 미술치료실과 외부 사이의 전환을 구체적으로 언급했다. 그녀는 수년간 미술치료를 받은 후, 미술을 공부하기로 결정한 학생을 묘사했다. 그리고 몇 년 동안 그녀를 괴롭혔던 마지막 과제 내용 중 일부를 제시하기를 원했다. 미술치료사와 교사의 협업을 통한 세심한 작업과정에서, 그 학생은 미술치료실에서 어떤 내용을 공개하고 무엇을 비공개로 남겨둘지 결정하는 데 도움을 받았다.

임상 사례

도르(Dor)는 10살이었고, 초등학교 4학년 때 미술치료를 받았다. 그는 동생 두 명이 있는 장남이었다. 그의 아버지는 기술자였고, 어머니는 교사였다. 도르가 유치원 때부터 어려움이 나타나기 시작했다. 그는 조용히 앉아있는 데 문제가 있었고 끊임없이 움직였다. 비록 친구가 몇 명 있었지만, 충동적이고 때로는 폭력적으로 반응하는 경향이 있어 많은 아이들이 그를 피했다. 부모는 집에서도 도르의 행동이 복잡하다고 보고했다. 그를 제 시간에 유치원에 보내거나 저녁에 잠자리에 들게 하기가 어려웠다고 설명했다. 도르가 1학년이 되었을 때 문제는 더욱 악화되었다. 그는 수업시간에 앉아 과제 수행이 매우 어려웠고, 여러 번 수업을 따라가지 못하거나 과제를 제시간에 제출하지 못했다. 도르가 미술치료 회기에 참석하기 시작했을 때 그는 이미 몇 년 동안 어려운 학교생활을 경험했다. 이러한 경험들은 반복되는 실패와 이해되지 않는 느낌을 포함했다. 약물치료를 시도했지만 눈에 띄는 개선은 없었다. 그의 억울한 감정은 점점 더 뿌리 깊게 박혔다.

도르는 미술치료 회기에 참여하는 일이 자신에게 맞는지 확신할 수 없었다. 미술치료사가 그를 부르러 교실에 왔을 때, 그는 망설였다. 그는 자신이 다른 어떤 것에도 기회를 줄 의향이 있는지 확신하지 못했다. 그는 느릿느릿 미술치료사를 따라가서 의자에 앉았다. 고개를 깊숙이 푹 숙인 채 시선을 내리깔았다. 그는 방에서 무슨 일이 벌어지고 있는지 알아차리기 힘들었고, 마음을 진정시키기 위해 필사적으로 의자에서 빙글빙글 돌기 시작했다. 미술치료사는 그의 옆에 앉았다. 그리고 웃었다. 잠시 조용했다. 그녀는 도르에게 자신에 대해 짧게 이야기한 후, 방 안에 무엇이 있는지 보기 위해 돌아다닐 수 있다고 제안했다. 도르는 마지못해 동의했다.

그들은 방을 돌아다니기 시작했다. 그 방에는 탁자 근처의 작업 공간, 벽에 그림을 그리는 공간, 점토 작업 공간 등 다양하게 마련되어 있었다. 한쪽 구석에 목공 도구가 걸려 있었다. 도르는 고개를 들어 톱과 드릴을 흥미롭게 바라보았다. "저것으로 무엇을 할 수 있을까요?" 그는 물었다. 그리고 "정말 사용할 수 있나요?" 미술치료사는 웃음을 보였다. 그녀는 도르가 그만의 생각으로 무언가 만드는 것을 기꺼이 도와주겠다고 말했다. "내가 원하는 무엇이든 만들 수 있나요?" 도르는 자신이 제대로 이해하지 못했을지도 모른다고 생각했다. "그래요" 라고 미술치료사가 대답했다. 도르는 큰 상자 안에 있는 널빤지와 나무토막들을 천천히 바라보았다. 그의 마음속에는 이미 그곳에서 멀리 떨어진 곳까지 데려다 줄 배를 만들고 있었다. 그는 탁자 위에 나무토막들을 놓고 어떻게 진행할지 고민했다. "정확히 무엇을 만들고 싶나요?" 미술치료사가 물었다. "배"라고 그가 답했다. "어떻게 생겼으면 좋겠는지 그려줄 수 있나요?" 미술치료사가 묻자, 도르는 종이 한 장과 연필 한 자루를 들고 그림을 그리기 시작했다. 처음에는 가는 선으로 그리다 나중에는 더욱 자신감 있게 그렸다. 미술치료사는 살펴보고, 여러 질문을 하면서, 다양한 제안을 했다. 그들은 함께 작업 계획을 세웠다.

도르는 기쁨과 자신감을 가지고 다음 회기에 참여했다. 수업시간에 그는 친구들에게 미술치료실에서 배를 만들고 있다고 말했다. 치료 과정에서 그는 기술을 차례로 습득했다. 처음에는 많은 도움이 필요했고 톱질 같은 행동도 미술치료사와 함께 했다. 그러나 시간이 지남에 따라 그는 점점 더 독립적으로 되었다. 도르는 다양한 도구를 조작하는 방법과 연결할 부분과 위치를 결정하는 방법을 배웠다. 또한 작업 도구를 정리하는 법과 회기가 끝날 때 모든 것을 제자리에 놓는 법을 익혔다. 도르의 어려움은 멈추지 않았지만, 그에게는 성공을 경험할 수 있는 장소가 있었다. 무엇보다, 치료실 밖에서 미술치료사와 구두로 자신의 삶을 나누기로 서서히 합의한 장소이기도 했다. 몇 달 후, 배가 완성되었고 그의 아버지가 배를 집으로 가져가기 위해 도움을 주러 학교에 왔을 때, 도르는 가장 자랑스러웠다.

요약

학습장애 및 주의력결핍 과잉행동장애 학생 대상으로 한 미술치료는 주로 이 학생들의 자존감과 자신감을 높이는 데 목적이 있다. 그렇게 함으로써, 그들이 말로 표현하기 어려운 감정표현과 내용에 공간이 주어준다. 미술치료에서 그들은 자신에게 도전하는 어려움과 진화하는 정체성에 대해 성찰하는 법을 배운다. 그들은 또한 운동 지각 기능과 조절 및 통제 과정을 개선하기 위해 노력한다. 일부 치료는 특히 친구 및 가족과 대인 관계의 어려움을 구체적으로 해결한다.

그러나 이 학생들이 미술치료를 받는 것이 항상 쉬운 일은 아니다. 그들은 삶에서 많은 좌절을 겪은 후 치료 환경과 관련되거나 신뢰를 갖기 어려워한다. 때로는 교육과 치료 틀 사이에서 그리고 회기 내 활동 간에 전환이 어렵다. 또한 그들은 창조하기, 관찰하기, 그리고 45분간 회기를 유지한다는 사실 자체가 도전적으로 경험된다. 기술적으로 만들기가 어렵거나 자극에 너무 압도되어 무엇을 할지 선택하는 데 어려움을 겪는 학생들도 있다. 추가적으로 약물의 변화 또는 복용량의 변화가 포함되며, 이는 치료적 관계에 도전을 제기한다.

이 장에서는 학습장애 및 주의력결핍 과잉행동장애 학생들과 작업할 수 있는 다양한 대안을 제시했다. 여기에는 치료적 틀을 구축하고 이 학생들이 어려움을 겪는 영역에 대한 초점을 포함한다. 집단치료, 개방형 작업, 미술치료사 또는 부모와 공동 개입 등의 설정을 성공적으로 활용할 수 있다. 숙련된 미술치료사들이 언급했듯이, 수많은 미술매체와 치료적 개입은 이 학생들에게 유익하다.

참고문헌

Bartoe, H. L. (2014). Art therapy and children with ADHD: A survey of art therapists (A thesis sub- mitted in partial fulfillment of the requirements for the degree of Master of Science in Psychology, Kaplan University).

Bat-Or, M. (2015). Art therapy with AD/HD children: Exploring possible selves via art. In E. E. Kourkoutas, A. Hart & A. Mouzaki (Eds.), Innovative practice and interventions for children and adolescents with psychosocial difficulties, disorders, and disabilities (pp. 373-89). Newcastle upon Tyne: Cambridge Scholar Publishing.

Coghill, D., Spiel, G., Baldursson, G., Dopfner, M., Lorenzo, M. J., Ralston et al. Which factors impact on clinician-rated impairment in children with ADHD? European Child & Adolescent Psychiatry 2006;15: 30-7.

Freilich, R., & Shechtman, Z. The contribution of art therapy to the social, emotional, and academic adjustment of children with learning disabilities. The Arts in Psychotherapy 2010;37:97-105.

Furneaux-Blick, S. Painting together: How joint activity reinforces the thera- peu-tic relationship with a young person with learning disabilities. International Journal of Art Therapy 2019;24(4):169-80.

Heller, A. (2021). The "Open Studio" model in educational frameworks. In D. Re-gev & S. Snir (Eds.), Integrating art therapy into education: A collective vol-ume. (pp. 111-27). Routledge (Taylor & Francis Group).

Hinz, L. D. (2009). Expressive therapies continuum: A framework for using art in therapy. Routledge (Taylor & Francis Group).

Maor, P. Art therapy for children with learning disabilities. ISER: Issues in Special Education & Rehabilitation 1999;14(1):37-51. Retrieved October 15, 2020, from http:// www.jstor.org/stable/23452530 (In Hebrew).

Murphy, J., Paisley, D., & Pardoe, L. An art therapy group for impulsive children. International Journal of Art Therapy 2004;9(2): 59-68.

Ofer Yarom, M. Court, D., & Shamir, A. (2021). ECRAB (An Emotional, Cog-nitive, Rehabilitative and Behavioral Model): Group-class arts therapy in a special education school. In D. Regev & S. Snir (Eds.), Integrating art therapy into education: A collective volume. (pp. 147-66). Routledge (Taylor & Francis Group).

Reddy, L. A., & Alperin, A. (2016). Children with attention-deficit/hyperactivity disorder. In C. Haen & S. Aronson (Eds.), Handbook of children and adoles-cent group therapy: A practitioner's reference (pp. 322-34). Routledge (Taylor & Francis Group).

Regev, D., & Tamir, R. (2021). Parent-child art psychotherapy in the education system. In D. Regev & S. Snir, (Eds.), Integrating art therapy into education: A collective volume. Routledge (Taylor & Francis Group).

Safran, D. S. (2003). An art therapy approach to attention-deficit/hyperactivity dis- order. In C. A. Malchiodi (Ed.), Handbook of art therapy. Psychiatric services (pp. 181-92). The Guildford Press.

Shahak, H. (2012). The interaction between pottery and Attention Deficit Hyper-activity Disorder (ADHD). (Presented in Partial Fulfillment of the Require-ments for the Degree of Master of Creative Arts Therapies, University of Haifa, Israel) (In Hebrew).

Sin, J. (2017). Mindfulness-based art therapy in working with school-aged chil-dren with ADHD in emotional regulation (Presented in Partial Fulfillment of the Requirements for the Degree of Master of Arts Concordia University Mon-treal, Quebec, Canada).

Wehmeier, P. M., Schacht, A., & Barkley, R. A. (2010). Social and emotional impairment in children and adolescents with ADHD and the impact on quality of life. Journal of Adolescent Health 2010;46:209-17.

이 장에 기여한 미술치료사의 간략한 소개

메라브 아들러(Merav Adler), 미술치료사(M.A.), 감독관, 유치원과 초등학교에서 학습장애 및 주의력결핍 과잉행동장애가 있는 학생들과 함께 미술치료사로 8년간 일하며 유치원 교사로도 근무했다.

메라브 바람(Merav Baram), 미술치료사(M.A.), 감독관, 오노 아카데미 대학(Ono Academic College)의 강사, 모든 연령대의 학습장애 및 주의력결핍 과잉행동장애 학생들과 함께 미술치료사로 22년간 근무했다.

네타 하라리(Neta Harari), 미술치료사(M.A.), 학습장애 및 주의력결핍 과잉행동장애 청소년 대상으로 한 교육계에서 7년간 근무했다.

메이탈 하로쉬(Meital Harosh), 미술치료사(M.A.), 감독관, 교육심리학을 전공했으며 초등학교에서 학습장애 및 주의력결핍 과잉행동장애 학생 대상으로 12년간 근무했다.

타마르 사데-도르(Tamar Sade-Dor), 미술치료사(M.A.), 감독관, 학습장애 및 주의력결핍 과잉행동장애 청소년 대상으로 한 교육계에서 22년간 근무했다.

미리 시몬슨(Miri Simonson), 미술치료사(M.A.), 감독관, 교육계에서 수년간 작업치료사로 일했으며, 유치원과 초등학교에서 학습장애 및 주의력결핍 과잉행동장애 학생들과 함께 미술치료사로 12년간 근무했다.

하다스 타미르(Hadas Tamir), 미술치료사(MA), 감독관, 학습장애 및 주의력결핍 과잉행동장애 청소년 대상으로 한 교육계에서 8년간 근무했다.

소개

이 장은 청각장애 및 난청(Deaf: D/Hard of Hearing: HH) 학생을 위한 미술치료를 다룬다. 서두에서 피면담자들이 모두 이 학생들의 다양성을 강조했다는 점에 주목할 필요가 있다. 이러한 다양성을 심층적으로 이해하기 위해서는 인공와우(인공달팽이관)이식을 통해 청력을 향상시킬 수 있는 기술의 발전을 고려할 때 부모가 어린 자녀의 청력을 회복시키는 이식 수술을 결정할 수 있다는 점이 중요하다. 그러나 이식 자체로는 부족하며, 이 모든 학생들은 청력 재활 과정을 거쳐야 하고, 이 과정은 가족 구성원의 도움에 따라 크게 좌우된다.

피면담자는 청각장애 및 난청 학생의 다양한 범주를 정의했다. 첫 번째는 청각장애 부모의 청각장애 학생으로 구성한다. 이 가족은 대부분 이식 수술을 원하지 않으며 자녀에게 아무 문제가 없기 때문에 자녀를 "고칠" 이유가 없다고 생각한다. 이러한 가정에서 학생들은 다른 많은 청각장애 및 난청이 있는 사람들과 섞이는 경향이 있어 예외의식이 적다. 두 번째는 건청부모의 청각장애 학생으로 구성한다. 이 두 범주는 청력 수준, 이식 수술의 성공 여부, 재활 과정 동안의 가족 지원, 청각장애 및 난청의 추가 장애의 연관성, 정규교육 또는 특수교육의 통합에 따라 수많은 하위 범주로 나뉜다. 이 장은 서로 다른 단계에 있는 다양한 특성을 가진 청각장애 및 난청이 있는 학생들을 대처하는 데 초점을 맞춘다.

King(2020)은 청각장애의 알파벳 소문자 'deaf'와 대문자 'Deaf'의 차이를 언급했다. 그녀는 소문자로 자신을 정의하는 사람들은 의학적 모델을 우선적으로 언급하고 청각 상태와 의사소통 방식을 강조한다고 주장했다. 이에 반해 대문자로 자신을 정의하는 사람들은 청각장애인 문화에 노출되었는지 여부에 관계없이 선천적으로 청각장애인이거나 어린 시절 청각장애인이 된 사람의 문화적 측면을 반영하는 존재 방식을 나타낸다고 제시했다. 피면담자들은 모두 청각장애인 공동체의 문제를 다루며 청각장애 및 난청이 있는 가정에서 태어난 학생들이 이 공동체에 속하기 쉽다고 밝혔다. 대조적으로 건청 가정에서 태어난 학생들은 삶의 후반 단계에서야 이 공동체에 연결될 수 있다고 언급했다.

일반적으로 대부분 청각장애 및 난청 학생들에게 주요 어려움은 의사소통과 언어 문제에 중점을 둔다. 눈 맞춤과 얼굴 표정은 접촉을 하는 데 중요한 요소다. 관계 유지를 위해 미술치료사는 수화, 판토마임, 몸짓, 얼굴 표정, 구어 또는 위의 모든 조합을 통해 그들이 이해할 수 있는 방식으로 접촉할 수 있는 방법을 찾아야 한다. 때로는 의사소통의 어려움은 이러한 학생들의 정서적 어려움에 대한 부정확한 과잉진단 및/또는 과소진단으로 이어질 수 있다. Hoggard(2006)는 이 집단과 함께 할 미술치료사는 의사소통 및 언어적 어려움의 의미와 이 어려움이 치료 관계 구축에 미치는 영향을 확실하게 파악해야 한다고 주장했다. 실제 구어(口語)를 시각적 기호로 표현하는 수화(수동코딩영어 기호시스템; Manually coded English Sign Systems)와 청각장애인 공동체의 수화는 차이가 있음을 지적할 필요가 있다. 이 언어는 수년에 걸쳐 발전해 왔으며 구어의 구문과 일치하지 않는 고유한 통사적 특징을 가지고 있다. 이 언어는 또한 지리적 위치, 사용자의 연령, 상황의 격식 정도에 따라 다르다. 대부분 피면담자들은 수년 동안 이 집단과 함께 일했고 수화 사용의 중요성을 인식했지만, 충분히 능숙하지 못하다고 설명했다.

청각장애 및 난청 학생들은 다른 학생들과 똑같이 생겼고 동일한 인지 능력을 가지고 있다: 그들은 걷고, 웃고, 우는 등과 같은 기본적인 욕구를 가지고 있다. 그러나 청각장애 및 난청 학생은 자신을 표현하는 언어 능력이 동일하지 않으며 대부분 구어(말) 의사소통을 받고 처리하는 데 어려움을 겪는다(Boyle & Snow, 2019). 또한 대다수 인구가 건청이기 때문에, 청각장애 및 난청 학생의 95%가 청각장애인 문화에 대해 거의 알지 못한다. 무엇보다 수화에 능숙하지 않은 제도(즉, 가족 및 지역 사회)에서 태어나기 때문에, 그들은 고립과 외로움, 세상과 상호 작용과 관련된 다른 감정적 도전을 경험할 수 있다(Tapia-Fuselier & Ray, 2019). Boyle 와 Snow(2019)는 청각장애 및 난청 학생이 청력 문제가 있거나 다른 사람과 의사소통이 어려울 때, 특히 인공와우/보청기를 착용하는 경우 자신을 다르게 인식할 수 있다고 강조했다. 이러한 어려움은 미술치료 의뢰로 이어질 수 있다.

많은 피면담자들은 이 학생들의 공간 감각이 손상되었고, 누군가가 어디에 있는지 또는 누가 접근하는지 찾기가 어려울 수 있다고 주장했다. 이에 불안감과 환경에 대한 경계심이 높아질 수 있다고 파악했다. 다른 피면담자들은 이 학생들이 3차원 수화를 사용하기 때문에 건청 학생들보다 공간에 대해 더 예리하게 이해하고 그 안에서 방향을 잘 잡을 수 있다고 제시했다.

피면담자들은 학생들이 추상적 개념을 사용하기가 어렵다는 점도 주목했다. 초기 이론과 임상에서는 청각장애 학생이 추상적으로 추론하는 능력이 적다고 가정했다. 이러한 가정은 청각장애가 추상적 개념에 노출되지 않은 상황에 학생을 놓이게 한다는 사실에서 비롯되었을 수 있다. 이제 청각장애 개인은 추상적 사고 능력을 가지고 있지만 이를 개발할 기회가 필요하다는 이유는 분명해졌다. 따라서 추상적 개념을 조작하는 능력은 의사소통 수준과 그들 즉각적 환경이 청각장애를 다루는 방식에 따라 달라진다는 점을 알 수 있다.

한편, 청각장애 및 난청을 가진 학생들, 특히 외로움과 소속감이 없는 청각장애 학생이 직면하는 어려움은 사회적 낙인, 거부 또는 친구와 부족한 관계 문제로 이어질 수 있다. 피면담자들은 이 학생들이 급우들, 특히 건청 친구들과 연결하는 데 어려움을 느낀다고 언급했다. 무엇보다 청각장애 청소년이 사회적 상호작용에 참여하는 일이 어렵다는 것을 인식하고 있다고 설명했다. 그들은 사회 구조가 집단을 포함하게 될 때, 중요한 정보를 놓치는 경향이 있고, 공동 활동이나 대화를 형성하기 어렵다는 것을 알게 된다.

최근 몇 년간 진행된 연구에 따르면 청각장애 개인의 예술적 산출물과 건청인 사이의 그림 특성에도 차이가 있었다. Lev-Wiesel과 Yosipov-Kaziav(2005)는 청각장애 개인의 인물화는 귀, 눈, 입, 코, 손, 팔, 몸의 윤곽, 눈썹 등 신체 부위에서 건청인의 인물화와 유의하게 다르다는 것을 밝혔다. 연구는 청각장애 및 난청 개인이 그들 삶에서 의미 있는 신체 기관에 연결되는 중요성을 감안할 때 귀에 대한 강조의 차이를 주목했다. 또 다른 연구(Avrahami-Winaver et al., 2020)는 청각장애 아동과 건청 부모의 가족 그림을 건청 아동 및 그 부모의 가족 그림과 비교했다. 가족 회화 공간 내에서 보청기를 연상시키는 오브제(조개껍데기 또는 더 추상적인 형태) 표현을 포함한 여러 회화적 현상과 관련하여 유의한 차이가 있었다.

미술치료의 치료 목표

Hoggard(2006)는 청각장애 및 난청 학생 대상으로 한 미술치료의 주요 목표 가운데 하나는 그들이 말로 전달하기 어려운 경험과 감정을 표현할 수 있도록 하는 데 있다고 주장했다. 미술치료는 비언어적 표현을 가능하게 하는데 이는 이 학생들에게 매우 적합하며 불안과 우울의 수준을 줄일 수 있다(Boyle & Snow, 2019). 미술치료의 치료적 맥락에서 미술매체 작업을 통해 나타나는 작품은 치료에서 발생하는 정신적 과정을 반영하고 치료 작업의 기초를 형성한다. 또한 미술은 학생들이 자신과 건청 부모 사이의 의사소통 격차를 해소하기 어렵다고 느낄 때 표현 수단이 될 수 있다(Horovitz, 2007). 한 피면담자는 이러한 학생들에게 사생활 개념이 항상 존재하지는 않는다고 제시했다. 때로는 이것이 다양한 형태의 표현을 받아들이는 비판단적인 다른 사람들과 만나는 첫 번째 설정이다. 미술치료실에서 그들은 자신의 두려움에 대해 말할 수 있고 자유롭게 표현할 수 있다.

미술치료의 또 다른 목표는 학생의 삶에서 서로 다른 세계, 즉 청각장애 및 난청 학생의 세계와 건청 학생의 세계에 대한 "이해"와 "이해 못함" 사이를 중재하는 데 있다. 치료적 관계에서 이해하고 이해받고자 하는 욕구는 상호적이다. 한편으로는 내담자가 이해받고자 하는 욕구가 있고, 다른 한편으로는 내담자가 자신을 이해하기를 바라는 치료사의 욕구도 있다. 치료사가 의사소통 문제를 인정할 때 내담자의 경험은 정당화되고 정상화된다.

미술치료 목표 가운데 이 학생들의 자존감 향상도 포함한다. 학생들이 사용할 수 있는 다양한 미술매체와 미술 작품을 만들 수 있는 기회를 통해 그들은 성공할 수 있다고 느끼고 자신의 강점을 발견할 수 있다(Boyle & Snow, 2019). 피면담자들은 이러한 학생들이 성공과 발전을 위해 고군분투하는 학교 환경에서 인상적인 예술 작품을 만들 수 있는 기회가 그들 자존감을 크게 향상시킬 수 있다고 강조했다.

미술치료는 또한 추상적 개념을 사고하고 사용하는 데 기여할 수 있다. 미술매체를 활용한 작업은 보존, 순차적 순서, 개체 집단화, 공간 관계 등의 개념을 통해 추상적 사고 경험을 제공한다(Boyle & Snow, 2019). 한 피면담자는 "기분이 어떻습니까?"라는 평범한 질문은 청각장애 및 난청 학생들 일부에게는 명백한 질문이 아니라고 지적했다. 그러나 미술치료에서 그들은 감각적 경험을 바탕으로 작업하도록 초대받고, 천천히 이 질문에 더 광범위하게 답하는 방향으로 나아갈 수 있다.

많은 피면담자들은 청각장애 및 난청 학생들이 결정을 내리는 데 어려움을 겪는다고 언급했다. 이는 그들 가족과 교육체계가 일반적으로 그들을 돕고 보호하려는 욕구에서 그들을 위해 선택을 한다는 사실에서 기인할 수 있다. 피면담자들은 이 학생들이 여러 경험에 노출됨으로써 어떤 선택이 가능한지 천천히 배우고 선택 과정을 연습하는 방법을 배운다고 설명했다. "어느 쪽이 더 좋습니까?", "무엇을 하고 싶습니까?", "무엇이 기분이 좋습니까?", "어떤 분야에서 일하고 싶습니까?", "무엇을 원합니까?" 와 같은 질문들은 개인적인 탐구와 공동 작업에 매우 중요한 질문들이다.

이 학생들은 성장하면서 건청인에 대한 그들 차이 의식을 다루기 시작한다. 이는 건청 부모의 자녀, 특히 청각장애인 공동체와 유대가 충분히 강하지 않은 경우 더욱 두드러진다. 이 경우 자기결정권과 청각장애 및 난청인으로서 정체성을 탐색하는 데 주안점을 둔다.

마지막으로 피면담자들은 사회통합의 중요성도 제시했다. 그들은 많은 청각장애 및 난청 학생들이 매우 외로움을 느낀다고 지적했다. 또한 그들이 언어적으로나 다른 방식으로 모두 이해되지 않는다고 느끼기 때문에 건청 학생들과 접촉을 돕는 것이 중요하다고 강조했다. 이러한 교류는 학생들이 건청 학생들과 상호작용할 기회를 갖는 교실에서 특히 중요하다. 이와 관련하여 목표는 청각장애 및 난청 학생들이 자신의 필요와 건청 학생들의 필요를 고려하는 방식으로 그들과 연결하도록 가르치는 데 있다. 무엇보다 이 학생들이 친구들과 더 복잡한 상호작용에 참여하는 방법을 배우도록 도와야 한다.

도전

청각장애 및 난청 학생은 미술치료에 참여하면서 미술작품 제작과 동시에 수화를 함께 사용할 수 없다. 학생이 작품 안에 있을 것인지 아니면 의사소통 안에 있을 것인지를 선택해야 하는 이 분할은 이 학생들에게는 어린 시절부터 친숙한 일이다(Hoggard, 2006). 그들 신체언어는 그들이 창작하는 동안 말할 수 없는 것을 전달한다. 미술치료사는 이러한 형태의 의사소통에 주의를 기울이는 것이 중요하다. 또한 미술치료사는 창작을 하면서도 학생들이 잘 볼 수 있는 곳에 서거나 앉아야 한다. 이렇게 하면 필요할 때 그들과 소통할 수 있다. 피면담자들은 인공와우를 이식한 학생들을 포함한 모든 학생들이 독화법(讀話法)에 의존하므로 치료사의 물리적 위치에 의해 촉진되어야 한다고 강조했다.

피면담자 일부는 학생들이 특정 분야의 지식을 개발할 충분한 기회가 없다고 제시했다. 이 어려움은 추상적인 개념에 국한되지 않는다. 한 피면담자는 아무도 그들에게 이야기하지 않은 문제에 대해 "블랙홀(black hole)"이 있다고 지적했다. 이러한 문제는 때때로 무시되고 제대로 중재되지 않은 매우 사소한 문제들이 될 수 있다. 예를 들어, 높은 능력을 가진 청각장애 및 난청 학생이 고등학교 때 어머니 이름을 모른다는 사실을 알게 되었다고 치료사는 설명했다. 이는 토론의 대상이 된 적이 없었고, 아무도 그에게 물어본 적이 없었으며, 그는 그녀가 "엄마" 외에 다른 이름으로 불릴 수 있다는 것도 알지 못했다. 또 다른 피면담자는 이 학생들이 낯선 사람을 경계하는 것을 모를 수도 있다고 언급했다. 아마도 과잉보호 또는 불완전한 의사소통으로 인해 단순히 사탕을 준다는 이유로 낯선 사람과 사귀면 안 된다는 것이 그들에게 명확하지 않다는 사실에 그녀는 놀랐다.

피면담자들은 언어 장벽도 다루었다. 청각장애 및 난청 학생과 미술치료사가 수화를 효율적으로 사용하지 않을 때 이는 다리를 놓기 어려운 불균형을 만든다. 인공와우 이식을 받은 대부분 학생들은 어느 정도 입술을 읽을 수 있기 때문에 수화 사용이 과거보다 덜 필요하다는 사실은 분명하다. 또한 대부분 피면담자들이 이 집단의 학생들과 수년 간 함께 해왔음에도 불구하고 수화에 완전히 능숙하지 않다고 말한 이유일 수 있다. 한 피면담자는 이 학생들과 함께 미술치료를 시작했을 때 수화를 모르기 때문에 매우 다르게 느꼈다고 설명했다. 지금까지도 그녀 수화는 제한적이기 때문에 학생들에게 구두 언어와 청력에 어려움이 있는 것처럼 자신도 수화에 문제가 있다고 도움을 요청한다고 언급했다.

한 피면담자는 청각장애 학생이 미술 언어를 배우는 데 걸리는 시간을 설명했다. 그녀 관점에서 새로운 언어를 배우는 과정은 청각장애 및 난청 학생들에게 항상 간단하지 않고, 실제로 감정표현의 목적으로 사용할 수 있을 때까지 각 미술매체를 경험하는 데 시간이 걸린다고 제시했다. 또 다른 피면담자는 치료 속도에 대해 언급하며 이 학생들이 새로운 내용을 처리하고 완전히 이해하기 위해 다른 언어(미술, 구두, 수화) 간 전달 시간이 오래 걸리기 때문에 전반적으로 더 느리다고 묘사했다.

개입 기법 및 전용 작업 모델

환경 설정

Hoggard(2006)는 청각장애 및 난청 학생들 창작 방식이 비장애학생과 다르다는 점에 주목했다. 미술치료사는 그들이 자신의 경험을 표현하기 위해서 나타내고 싶은 작품을 만들 환경을 조성하는 데 충분한 시간이 필요하다는 점을 이해해야 한다는 것이다. 그 장면의 점진적 구성은 그들에게 경험을 공유할 수 있는 공간을 제공한다. 거의 모든 면담에서, 미술치료사는 청각장애 및 난청 학생이 그들 삶에서 한 장면을 만들고 미술치료사를 그 장면에 초대 할 필요성을 언급했다. 그들 가운데 일부는 상황을 구체적으로 모델링하고 이야기 속 인물에 생명을 불어넣는 데 플라스틱 작업을 사용했다. 이러한 방식으로 학생들은 그들 삶에서 일어난 일을 비언어적으로 묘사할 수 있다. 미술치료사는 매체 사용의 확장이나 매체의 조합 또는 장면과 그 주변 환경의 확장을 제공할 수 있다. 같은 맥락에서 한 미술치료사도 모래상자 작업을 제시했다. 모래상자에서 미니어처

(miniature)를 사용하는 동안 학생은 상황을 만들 수 있으며, 때로는 이야기에 참여하도록 초대할 수도 있다.

경험의 공간 구축

청각장애 및 난청 학생들이 선택을 하는 데 어려움을 겪고 있는 문제를 해결하기 위해, 피면담자들은 다양한 잠재적 경험을 그들에게 제공할 것을 제안했다. 이러한 경험은 각 학생에 따라 다르며 연필 사용법을 배우거나 자화상을 그리는 것부터 미술매체를 사용한 감각적 경험에 이르기까지 작품의 모든 측면을 포함할 수 있다. 중요한 것은 힘의 사용을 경험하는 일이다. 그리고 더러워지는 매체가 무엇인지 등 그들이 체험하지 못한 모든 유형의 경험이다. 다양성, 경험 및 가능성을 통해 이 학생들은 자기표현에 가장 적합한 것을 선택할 수 있다.

미술의 언어를 배우는 과정은 다양한 방식으로 전개될 수 있다. 단순히 미술매체 제시만으로도 충분하지만, 때로는 미술치료사가 각 매체를 유도해야 하는 경우도 있다. 한 미술치료사는 청각장애 학생이 수채화 작업을 어떻게 배웠는지 설명했다. 그들은 각자 종이 한 장을 들고 함께 앉아 서로 다른 장난스러운 시도를 했다. 여기에는 종이를 들어 올리고 물감이 떨어질 때 어떤 변화가 생기는지 확인도 포함했다. 또 다른 피면담자는 이 청각장애 아동들이 특정 미술매체에 집착하는 경향이 있는데, 안전하다고 느끼면 다른 매체 시도를 두려워하기 때문에 미술 제작 가능성을 확장하는 데 항상 간단하지 않다고 전했다. 그녀는 미술매체와 기법에 더 다양한 노출을 제공하기 위해 모든 종류의 방법을 시도한다고 강조했다.

창조 및 관찰

미술치료사는 미술치료 과정에서 학생들 자신이 겪은 과정을 만들고 관찰하도록 격려한다. 한 피면담자는 수화가 충분히 풍부하지 않기 때문에 학생과 함께 높은 수준의 관찰 유지가 어렵다고 느꼈다. 그래서 가끔 학교 상담사에게 학생의 허락을 받아 미술치료실에 함께 해달라고 부탁하고, 일종의 전시 형태로 작품을 배치한다. 상담사의 수화가 워낙 뛰어나기 때문에 함께 작품을 바라보며 작품에 대한 관찰력과 사고력, 개념화 수준을 높일 수 있었다.

다른 피면담자는 추상적 개념을 사용하는 능력의 발달과 추상적 개념을 설명하기 위해 많은 구체적인 사례가 필요하다고 강조했다. 이는 구두뿐만 아니라 미술 작품 내 표현이나 대화의 사례에서도 이루어질 수 있다. 예를 들어, "경계" 및 "흐린 경계"와 같은 개념은 색상을 사용하여 매우 잘 나타낼 수 있다. 또한 그녀는 생각을 함께 유지하기 위해 핵심 문장이나 글쓰기를 사용한다. 그림과 마찬가지로 시각적으로 표현된 생각은 글로 보존될 수 있다. 예컨대, 미술치료사는 해석을 적을 수 있고 학생과 치료사는 회기 후반에 계속해서 그것에 대해 다시 생각할 수 있다.

자화상 그리기

한 피면담자는 청각장애 및 난청 유아들의 개인 정체성에 관한 작업을 설명했다. 미술치료사는 그들을 흑백으로 사진을 찍은 후 그들이 초상화에 색칠을 하도록 했다. 그 다음 그들에게 보청기나 보조기구의 사진을 주었고, 그들 머리 사진에 붙일 것을 제안했다. 이 작업은 모든 종류의 개인 초상화로 확장될 수 있으며 학생의 나이와 능력에 따라 경험을 관찰하고 처리하는 것을 포함할 수 있다. 이러한 유형의 작업은 청각장애 및 난청 학생으로서 자기 정체성을 직접 다루며 발달 과정의 기능으로 다양한 맥락에서 구현될 수 있다.

환경과 의사소통 작업

미술치료 과정에서 의사소통의 단절이 발생하기도 한다. 이러한 현실적 상황에서 학생들에게 갈등에 대해 이야기하는 법을 가르칠 수 있다. 그들은 다양한 맥락에서 다른 사람들로부터 도움을 받는 방법과 건청인과 청각장애인들이 도움 요청으로부터 혜택을 받는 정도를 배울 수 있다. 한 피면담자는 청각장애 학생들이 이러한 기술을 실생활에 더 잘 적용할 수 있도록 환경과 의사소통하는 방법을 연습하는 회기에서 모의실험을 만든다고 언급했다.

집단미술치료

피면담자들은 소규모 청각장애 및 난청 학생들과 함께 작업하는 방법을 설명하고 이러한 집단에서 상호 영향력의 중요성을 지적했다. 다른 사람이 하는 일을 보는 능력은 다른 학생들의 흥미와 미술매체를 다루는 능력을 확장시킬 수 있다. 또한 집단 내에서 학생들의 연령과 기능 수준에 따라 사회적 기술을 연마할 수 있다. 이는 감정에 대한 기본적인 작업과 유아기에 집단에서 행동하는 방법부터 청소년기의 더 복잡한 사회적 기술에 이르기까지 다양할 수 있다.

이를 테면, 집단 치료는 지난주 만든 작품을 회상하면서 시작한다. 작품을 제작하는 동안 미술치료사는 작품 구성에 어느 정도 지침을 제공해야 하는지 결정한다. 한 미술치료사는 지침이 아동의 나이에 달려 있다고 한다. 가령 나이가 어린 아동은 별도의 표면에서 작업해야 하지만, 나이가 많은 아동은 공동 작업을 할 수 있다. 이에 비해 또 다른 미술치료사는 집단 외부의 삶에서 일어나는 일(청각장애 학생이 친구에게 무언가를 필요로 할 때, 친구가 활동 영역에 들어오면 발생하는 일, 슬프거나 좌절하는 친구를 대하는 방법 등)과 유사하게 다룰 수 있는 서로 다른 사회적 상황이 발생하기 때문에 어릴 때부터 공동 작업에서 배우는 과정의 중요성과 잠재력을 강조했다. 회기가 끝나면 집단원들이 함께 작품을 관찰하고 경험을 공유할 수 있어 이러한 학생들의 표현력과 개념화 능력도 크게 향상된다. 미취학 청각장애 아동과 함께 일하는 피면담자는 회기 시작과 끝에 가사가 있는 노래도 포함한다고 설명했다.

미술치료사는 간혹 특정 주제에 대해 작업하기 위해 집단을 구성한다. 한 피면담자가 성(性)-사회 교육을 다루는 치료 집단에 대해 설명했다. 그녀 견해로는, 이 집단의 미술은 다양한 방법으로 사용할 수 있다. 회기 초기에는 신체에 대해 알아가기, 신체 부위 이름 짓기, 그리고 기타 주제와 같은 구체적인 개념을 소개하는 데 도움을 줄 수 있다. 회기 후반에는 청각장애 학생들이 추상적이고 더 복잡한 개념에 참여하도록 돕는 데 사용할 수 있다. 이는 학생들에게 아름다운 여성/잘생긴 남성에 대한 생각을 그리도록 요청하거나 몸 주위에 선을 긋고 신체 이미지 작업과 같은 구조화된 연습을 통해 이루어질 수 있다. 작품이 끝난 후에는 이러한 문제와 집단원과 관계에 대한 토론을 진행할 수 있다.

많은 피면담자들은 청각장애 학생들을 위협하지 않는 충분히 제한된 환경에서 상호작용을 장려하기 위해 때로는 2인1조로 함께 작업한다고 말했다. 짝을 이룬 청각장애 및 난청 학생들은 각자의 표현 공간과 공통 공간 모두에 중점을 둔다. 한 피면담자는 한 쌍의 학생과 함께 만든 작업을 묘사했는데 한 명은 청각장애 및 난청 학생이고 다른 한 명은 건청 학생이었다. 미술치료실에서 그리고 미술매체를 통해, 짝들의 각 구성원은 서로를 알아가면서 보호하고 안전한 방법으로 접촉하기 시작했다. 처음에는 작품이 좀 더 구조화되었지만, 나중에는 각 학생들이 지속적인 개인 작업을 진행하여 구체적인 의사소통 틀과 그들 사이의 관계를 드러냈다.

또한 미술치료 회기에서 부모와 자녀가 공동으로 활동할 수 있다. 이 집단은 가족 구성원 간의 더 나은 친밀감이 주요 목표다. 활동내용은 가족 앨범의 사진 작업이나 서로를 위한 미술 작품 준비를 포함할 수 있다. 작품은 부모와 자녀가 토론한 후 관찰 내용을 집단에 공개한다. 이러한 방법으로 부모도 서로 연락을 취하고 상호 지원하는 집단으로 알아간다.

개방형 작업

개방형 작업은 고학년 학생들에게 활기를 주기 위한 환경의 개념이다 (Heller, 2021). 또한 학생들이 미술매체를 통해 자유로운 표현을 할 수 있는 공간이다. 미술치료실에서 다양한 미술매체를 사용할 수 있으며, 특히 개별 작업(예: 목공 등)에서 자주 사용되지 않는 매체도 활용할 수 있다. 피면담자들은 청각장애 학생의 특수학급과 정규수업을 받는 통합하는 작업 모두를 설명했다. 다양한 창의적 과정이 동시에 발생했고 미술치료사가 중재하는 열린 환경 내에서 통합 가능성은 모든 학생들에게 새로운 만남과 "타자"와의 친분을 위한 기회를 만들었다.

대형 구성 작업

한 피면담자는 이젤(easel) 작업과 대형 구성 제작의 중요성을 강조했다. 그녀는 대형 미술작품이 매력적인 요소와 함께 자존감과 가시성을 높인다고 주장했다. 면담 내내 미술치료사들은 미술의 힘을 언급했다. 특히 학생들 자신감을 키우는 데 있어 크고 인상적인 작품을 만들 때 그 가치를 더했다고 지적했다.

콜라주

Boyle과 Snow(2019)는 추상적 사고를 개발하는 방법을 다루었다. 그들 관점에서 콜라주 작업은 문장 구성 작업과 매우 유사하다. 두 경우 모두 전체를 구성할 수 있는 부분이 있다. 이러한 방식으로 청각장애 및 난청 학생은 배열과 조립을 포함한 다양한 추상적 개념에 참여하도록 도울 수 있다. 피면담자들은 또한 신문을 뒤적이고 물건을 선택하는 활동이 그들 자신의 욕구와 선호도에 집중하는 데 어떻게 도움이 되는지 설명했다. 이는 자아정체성을 확장하고 다양한 이미지와 사물을 접할 수 있는 또 다른 기회이며, 이를 통해 그들은 자신의 경험을 더 밀접하게 정의할 수 있는 무언가를 찾을 수 있다.

오브제(objet) 작업

한 피면담자는 미술치료실에서 오브제 작업을 설명했다(Siano, 2016). 그녀는 정서적 수준에서 무엇이든 가치가 있다는 느낌이 이 학생들에게 매우 중요하다고 언급했다. 작품은 오브제에게 새로운 의미를 부여하기 위해 연결하고, 붙이고, 그림을 그리는 작업을 포함한다. 학생들은 일회성 환경에서 작업하거나 여러 회기에 걸쳐 후속 과제를 수행할 수도 있다. 이러한 오브제 작업은 대부분 성공의 느낌을 만들어 낸다.

미술의 의미

한 피면담자는 "미술은 그들에게 삶에 대한 선물을 준다"고 묘사했다. 그녀에 따르면, 미술은 운동 수행 측면에서 청각장애 및 난청 학생을 강화시키고, 정서적으로 다양한 가능성을 탐색할 수 있는 능력을 부여한다. 다양한 경험은 그들에게 세상을 열어주고 여러 역할에서 자신을 알 수 있게 해준다. 비언어적 예술과 자연스러운 상호 작용을 통해, 그들은 자신의 경험을 주변 현실과 소통으로 연결할 수 있다.

또 다른 피면담자는 미술이 두 언어 사이의 다리이자 소통과 연결의 공간을 구성한다고 제안했다. 미술은 내면의 과정에 참여하고, 서사를 구성하고, 관찰할 수 있게 하며, 미술매체와 함께 학생을 여행에 초대한다. 이는 승화, 표출 및 환기, 다양한 표현 방식이 가능하다. 미술은 감정을 인식하고 처리하여 세상에 더 잘 전달하도록 설계되었다.

마지막으로, 한 피면담자는 특히 건청 미술치료사가 있는 경우 작품의 역할을 강조했다. 그녀는 미술 작품이 학생들 자신감을 강화하고 그들이 미술을 통해 건청인 세계에 다리를 놓는 데 도움을 준다고 생각했다. 그녀 관점에서, 미술은 그들 감정 세계, 표현 방식 및 다른 사람들이 그들을 이해한다는 느낌을 확장시킨다.

부모 및 교직원이 참여하는 공동 개입

부모와 협업

청각장애 학생 간 주요 차이점은 그들 부모 간의 상당한 차이와 관련이 있다. 대부분 청각장애 학생은 청각장애 부모에게서 태어났다. 많은 청각장애 부모에게, 청각장애의 발견은 부모-자녀 관계에 긴장을 야기하고 불안감, 부적절함, 실망감, 좌절감, 죄책감을 초래한다. 학생은 현실과 환상의 차이와 같은 세계에 대한 추상적인 생각, 감정, 정보를 소통하고 토론하지 못한 상태에서 중요한 발달 단계를 겪을 수 있다. 그 결과, 이 학생들은 부모의 단절, 정서적 거리, 청각장애 및 난청으로서 정체성 개발의 어려움, 청각장애인 문화에 대한 노출 부족 등의 문제에 직면하는 경우가 많다(Avrahami-Winaver et al., 2020). 또한 건청 부모는 수화로 의사소통하는 방법을 종종 모른다. 학생이 교육 제도에서 수화를 배울 때, 이 학생들과 부모 사이에 의사소통 격차와 단절이 있다. 피면담자들은 모두 청각장애 및 난청이 있는 가족 구성원이 많은 가정에서는 훨씬 더 많은 수용이 있지만, 자녀를 특수교육에 배치하기로 결정하거나 권고하는 등 제도에 대한 어려움과 때로는 분노를 식별하는 문제도 있다는 점에 주목했다.

다른 피면담자들은 미술치료사와 부모와 관계의 중요성을 강조했다. 이 관계는 부모가 자녀를 더 심오한 방식으로 바라보고 자녀의 어려움, 행동 및 고통을 잘 처리할 수 있도록 도와준다. 또한 부모는 청각장애 및 난청 아동을 양육하는 어려움과 관련하여 미술치료사의 비판단적 관점, 억제, 이해를 통해 경험하는 환경에서 자신을 표현할 수 있다. 피면담자들은 어려움이 발생할 때 부모가 학생의 조언자가 될 수 있도록 학생과 부모의 관계 개선에 주안점을 둔다고 언급했다. 때로는 미술치료사가 학생과 부모 사이의 중재를 돕는다. 복잡한 점 가운데 하나는 부모와 관계를 누가 어떤 방식으로 담당할지 결정하여 부모가 부담을 느끼지 않도록 하는 데 있다. 또 다른 문제는 청각장애 및 난청 학생들을 위한 수업이 더 멀리 사는 학생들 대상이라는 사실과 관련이 있는데 이는 학부모의 학교 접근성을 어렵게 만든다.

한 피면담자는 한 달에 한 번 어버이날을 맞아 청각장애 아동의 부모를 유치원에 초대한다고 설명했다. 이 모임에서 부모와 자녀는 일반적으로 공동 작품을 만들고, 부모는 다른 주제에 대한 중요한 강의에도 참석한다. 또 학부모가 유치원에서 자녀와 함께 공동 활동을 할 때 언급하는 이야기가 자녀들에게 매우 의미 있는 경험이라고 덧붙였다.

많은 피면담자들이 청각장애 청소년을 특별히 다루었다. 그들 관점에서 보면 생활연령, 기능연령, 언어연령, 성 연령의 차이는 청소년의 부모에게 매우 혼란스러울 수 있다. 청소년기는 특히 부모가 수화를 배우지 않은 경우 그들과 부모 사이의 격차를 가중시킨다. 상황은 그들이 자녀에게 점점 더 친숙하지 않다고 느끼는 곳에서 발생한다. 부모 지도는 청소년과 부모 사이를 중재하고 공통 의사소통 경로를 찾는 중요성을 명확히 하는 데 도움이 될 수 있다. 한 피면담자는 청각장애 학생이 치료실 외부 세계에 대처할 수 있도록 돕기 위해 설정의 경계를 허물었던 상황을 설명했다. 가령, 그녀는 혼자 버스 타기를 매우 두려워하는 학생을 묘사했고, 그녀 부모도 매우 걱정했다. 결국, 그녀는 학생이 버스를 타는 동안 자신의 차를 타고 따라가기로 결정했다.

교직원과 협업

모든 피면담자들은 교직원들과 함께하는 작업이 매우 중요하다고 피력했다. 이 노력의 일부는 교직원들에게 미술치료와 이 분야가 학생들에게 무엇을 의미하는지 대한 설명을 포함했다. 또한 학생들 작품을 전시하고 (허락을 받아) 함께 감상하기도 했다. 이를 통해 교직원은 모집단 이질성과 미술치료가 다양한 형태로 어떻게 사용되고 특정 학생에게 맞춰질 수 있는지 관찰할 수 있었다. 또 다른 대안은 비언어적인 미술매체로 작업하면서 교직원들과 함께 회기나 공동연수를 구성하는 방법이 포함된다.

한 미술치료사는 정규학교 내 청각장애 및 난청 학생들의 수업 상황을 설명했다. 이러한 틀 속에서 학교의 모든 학생들이 수화를 접할 수 있도록 하고 심지어 청각장애 및 난청 학생들을 위한 합창단을 만들어 수화로 노래하는 학생들을 들을 수 있는 매우 멋진 과제가 진행되었다. 그녀는 이러한 틀에서 교직원이 수화를 배우는 일이 중요하다고 강조했다. 이에 따라 학생들은 자신이 학교 공동체의 일부이고 모든 공동체 구성원이 서로 교류하고 소통하기 위해 노력하고 있다는 느낌을 줄 수 있다. 피면담자는 교사 한 명과 청각장애 및 난청 학생 한 명의 관계에 문제가 있다고 느낀 사례를 묘사했다. 그녀는 교사와 학생에게 미술치료실에서 함께 작업하도록 요청하기로 결정했다. 그들은 모두 미술매체를 사용하여 함께 작업하기 시작했다. 이를 통해 교사는 학생의 강점을 관찰하고 그를 다른 관점에서 볼 수 있었고, 이는 그녀가 그와 더 나은 관계를 형성하는 데 도움을 주었다.

임상 사례

다나(Dana)는 8살이었고, 초등학교 2학년 때 미술치료를 받았다. 그녀는 생계를 위해 열심히 일하는 건청 부모의 다섯 번째 딸이었다. 또한 심각한 청각장애를 가지고 태어나 어린 시절 인공와우 수술을 받았다. 다나의 재활은 부모가 다른 많은 일들에 대한 책임 때문에 부분적으로 이루어졌다. 그녀는 청각장애 아동을 위한 특수교육 유치원에 다녔고 그곳에서 수화를 배웠다. 그리고 정규 학교의 소규모 특수반에서 1학년을 시작했다. 첫 해, 다나는 학생들이 1학년으로 전환하는 경험을 돕기 위해 고안된 학급 전체 미술치료 프로그램에 참여했다. 올 해는 개인 미술치료를 받았다. 다나는 작고 말랐으며, 긴 머리와 큰 눈을 가지고 있어 끊임없이 감시하고 있는 것처럼 보였으며, 겁에 질린 모습이었다. 교사는 다나가 외롭고 겁이 많으며 학급 안팎에서 다른 학생들과 접촉하는 데 문제가 있다고 느꼈기 때문에 미술치료를 의뢰했다.

미술치료사가 다나를 교실로 데리러 왔을 때 다나는 그녀에게 무엇이 기대되는지 확신할 수 없었다. 담임교사는 다나를 치료사에게 소개하며 일주일에 한 번 미술매체를 가지고 함께 작업하기 위해 만날 것이라고 말했다. 다나는 새로운 경험을 두려워하며 눈을 내리깔고 미술치료사를 따라갔다. 미술치료실 안에는 미술매채가 놓인 탁자가 있었다. 다나는 즉시 마커를 집어 들고 태양, 하늘, 잔디, 집 등 친숙한 그림을 그리기 시작했다. 미술치료사는 다나가 가장 잘 볼 수 있도록 다나 앞에 앉았다. 그녀는 다나를 바라보며 가끔 웃음을 보였다. 다나는 고개를 숙였다. 미술치료사는 다나에게 방을 보여주었고 매주 어떤 미술매체로 작업하고 그 방에서 무엇을 할 지 선택할 수 있다고 말했다.

그 다음 주, 다나는 미술치료실에 와서 탁자에 앉았다. 미술치료사는 다시 그녀 앞에 앉았다. 다나는 다시 마커를 선택했다. 미술치료사는 웃음을 지었고, 다나는 다소 긴장을 풀 수 있었다. 미술치료사는 수화로 "이 연필로 그림을 그려 보면 어떨까요?"라고 말했다. 다나는 망설였다. 그녀는 대부분 마커로 작업했다. 다나는 결정을 내리지 못하는 듯 보였다. 미술치료사는 종이 한 장을 가져다가 연필로 낙서하기 시작했다. 그녀는 색상을 혼합하고 다양한 음영으로 나선형을 만들었다. 다나는 관심을 보였다. 머뭇거리며 그녀는 연필을 집어 들고 그림을 그리려고 시도했다.

그 다음 주, 다나는 연필로 그림을 그리기 시작했다. 미술치료사가 함께 그림을 그리자고 제안했다. 다나는 동의했다. 천천히 그들은 학교와 많은 학생들, 그리고 다나와 미술치료사가 함께 그린 미술치료실의 그림을 만들었다. 어느 순간, 미술치료사는 그녀에게 좋은 생각이 떠올랐다고 제시했다. 그녀는 작은 물병을 가져와 그림의 작은 부분을 붓으로 칠하기 시작했다. 연필은 물에 잘 녹고 색이 서로 섞이기 시작했다. 커다란 다나의 눈이 놀라서 번쩍 뜨였다. 다나는 망설이는 손으로 붓을 들고 색깔을 섞어보기도 했다.

그 후 몇 주 동안, 다나는 계속해서 미술치료실에 왔으며 매번 다른 매체와 다른 형태를 실험했다. 천천히 그녀는 미술매체와 그로 인해 창조할 수 있는 가능성을 알게 되었다. 각 회기가 끝날 때, 미술치료사는 창작과정을 멈추고 함께 작품을 보며 그 과정을 정리하려고 노력했다. 모든 미술매체 가운데 다나는 특히 아크릴 물감에 애착을 보였다. 다나는 아크릴 물감으로 작업하며 색상을 혼합할 수 있다는 데 관심을 보였다.

치료가 시작된 지 몇 달 후, 미술치료사는 큰 종이 한 장을 방으로 가져와 다나에게 아크릴 물감을 사용하여 이젤에서 작업하기를 제안했다. 그녀는 다나가 스스로 그림을 그려야 한다고 제시했다. "그걸 어떻게 하나요?" 다나는 그 과제가 그녀에게 너무 크다고 느껴 물었다. "다나가 서 있으면, 선생님이 다나 신체의 윤곽을 그릴 거예요. 그럼 다나는 그 윤곽 안에 그림을 그릴 수 있어요." 미술치료사는 수화로 답했다. 다나는 생각할 시간이 필요했다. 미술치료사는 과제가 도전적임을 알고 있었지만, 그녀는 다나가 이미 미술치료실에서 보낸 많은 시간이 그녀에게 새로운 도전을 받아들일 용기를 주기를 바랐다. "선생님이 도와줄게요."라고 미술치료사는 덧붙이며 다나가 함께 작업을 시작하도록 격려했다.

두 달 동안 다나는 자화상을 그렸다. 섬세한 선과 흥미진진한 색의 혼합물로 그녀는 자신의 모습을 부분적으로 그렸다. 다나는 옷의 색상과 소녀의 긴 머리 모양을 그림에서 어떻게 묘사할지 선택했다. 미술치료사는 다나가 작업 과정 내내 그녀를 볼 수 있도록 맞은편에 앉았다. 가끔 그들은 멈추고, 그림 앞에 서서 관찰했다. 다나가 얼굴을 그리러 왔을 때, 미술치료사는 거울을 가져와 반사를 사용하도록 제안했다. 다나는 보고, 그리고, 흉내 내고, 그리고 다시 보았다. 천천히, 관찰하는 두 큰 눈이 그림에 나타났다. 이번에는 미술치료사를 조금 덜 두려워하는 모습이었다.

요약

청각장애 및 난청 학생들을 위한 미술치료는 주로 그들에게 의사소통을 위한 공간 제공이었다. 미술치료실에서 미술의 언어는 학생의 삶에서 다양한 감정과 생각을 표현하고 서로 다른 언어를 중재하고 연결하는 역할을 할 수 있다. 이는 학생들 경험의 폭을 넓히고, 성공을 누리며, 각자에게 가장 좋은 방식이 무엇인지, 언제, 어떤 방법이 최선인지 탐색할 수 있는 비판단적인 장소다. 또한 구체적인 경험과 미술 내에서 추상적인 개념, 특히 청각장애 및 난청 학생으로서 개인 정체성을 이끌어낼 수 있다.

이 학생들 삶에서 서로 다른 언어는 때때로 치료 과정에 도전한다. 미술치료사는 각 학생에게 의사소통 방식을 적응시킬 방법을 찾고 관찰의 중요성을 인식 할 필요가 있다. 여기에는 미술치료사가 학생과 그들 신체 언어를 관찰하고 학생이 미술치료사와 그들 신체언어를 관찰하는 방법이 포함된다. 미술치료사는 항상 학생들에게 자신의 얼굴이 보이도록 위치를 정해야 한다. 또한 학생들이 미술매체로 창작하고 동시에 의사소통하는 일이 매우 어렵고 때로는 불가능한 점을 인식해야 한다. 따라서 미술치료 과정이 느려지는 경우가 많기 때문에 필요한 시간과 공간을 충분히 제공해야 한다. 그렇게 함으로써 미술치료사는 또한 "블랙홀"의 존재에 주의를 기울여야 하며, 미술치료실에서 말하는 내용이 실제로 명확하고 학생이 이해하는지 확인해야 한다.

이 장은 청각장애 및 난청 학생을 위한 미술치료의 다양한 개입을 설명했다. 피면담자들은 특히 학생들을 다양한 창작물에 노출시켜 경험의 세계를 확장하는 과정이 얼마나 중요한지 강조했다. 그들은 콜라주, 오브제 또는 대형 구도의 그림 작업 같은 진행 중인 과제를 추천했다. 이러한 과제는 학생들 자신감과 자존감을 높일 수 있다. 또한 환경과 연결을 돕기 위해, 모의실험을 통해 세상에서 경험을 처리하고 창의적인 매체를 사용하여 삶의 장면을 구성하는 다양한 방법을 권장했다. 무엇보다 그들은 청각장애 및 난청 학생들과 건청 학생들이 함께하는 2인1조, 집단 또는 개방된 작업 환경에서 치료 회기를 추천하여 그들이 외로움의 거품에서 벗어나 주변 세계와 관계를 구축할 수 있도록 도왔다.

참고문헌

Avrahami-Winaver, A., Regev, D., & Reiter, S. Pictorial phenomena depicting the family climate of deaf/hard of hearing children and their hearing families. Frontiers in Psychology 2020; 11. URL: https://www.frontiersin.org/articles/10.3389/fpsyg.2020.02221/full

Boyle, H., & Snow, P. D. The value of Art therapy: An intervention to enhance emotional health of children with hearing loss. JADARA 2019;39(1):6.

Heller, A. The "Open Studio" model in educational frameworks. In D. Regev &S. Snir (Eds.), Integrating art therapy into education: A collective volume. Routledge (Taylor & Francis Group); 2021. pp. 111-27.

Hoggard, M. Art psychotherapy with people who are deaf or hearing impaired. International Journal of Art Therapy 2016;11(1):2-12.

Horovitz, E. G. Visually speaking: Art therapy and the deaf. (Ed.). Charles C Thomas Publisher; 2007.

King, N. Building a bridge between the deaf community and art therapy. Art Therapy 2020;37(2):97-8.

Lev-Wiesel, R., & Yosipov-Kaziav, J. Deafness as reflected in self-figure drawings of deaf people. Journal of Developmental and Physical Disabilities

2005;17(2):203-12.

Siano, J. Holy junk: Lost, found and rejected objects in art therapy. Self-publication; 2016.

Tapia-Fuselier, J. L., & Ray, D. C. Culturally and linguistically responsive play therapy: Adapting child-centered play therapy for deaf children. International Journal of Play Therapy 2019;28(2):79.

이 장에 기여한 미술치료사 소개

아나트 아브라함-위너버(Anat Avrahami-Winaver), 미술치료 박사, 감독관 및 심리치료사, 수년간 유치원 교사로 일했으며, 청각장애 및 난청 청소년 대상 미술치료사로 20년간 근무했다.

에이나브 디만트(Einav Dimant), 미술치료사(M.A.), 사회복지사 및 감독관, 청각장애 및 난청 청소년 대상 미술치료사로 10년을 포함한 교육계에서 15년간 근무했다.

아이나트 게바이(Einat Gebai), 미술치료사(M.A.), 13년간 유치원 교사로 일했으며, 청각장애 및 난청 청소년 대상 미술치료사로 교육계에서 7년간 근무했다.

야엘 레빈 예소드(Yael Levin Yesod), 미술치료사(M.A.) 및 감독관, 청각장애 및 난청 아동 대상 미술치료사로 7년을 포함한 교육계에서 12년간 근무했다.

타리 레브코프(Tali Levkov), 미술치료사(M.A.) 및 사회복지사, 청각장애 및 난청 아동 대상으로 교육계에서 7년간 근무했다.

루라 나쟈(Rula Najjar), 미술치료사(M.A.), 감독관, 청각장애 및 난청 아동 대상 미술치료사로 교육계에서 4년간 근무했다.

비티 로젠츠바이크 코네스(Vitti Rosenzweig Kones), 미술치료사(M.A.) 및 감독관, 수년간 미술교사로 일했으며, 모든 연령대의 청각장애 및 난청 학생들과 함께 미술치료사로 교육계에서 17년간 근무했다.

셋

소개

시각장애 및 중증시각장애(Blind: B/Severe Visual Impairment: SVI)를 가진 학생의 모집단은 매우 다양하며, 전혀 보지 못하는 전맹(全盲) 학생부터 부분 시력을 가진 저시력(약시) 학생 모두 포괄한다. 또한 시각장애는 다른 장애나 증후군과 결합되는 경우가 많다. 그래서 대부분 시각장애 및 중증시각장애 학생들은 중복장애가 있는데, 이들을 위한 몇 가지 특수교육 틀이 마련되어 있다. 일반적으로 시각장애 학생은 정규교육에 등록되어 있다. 이 때문에, 이 집단을 전문으로 하는 미술치료사를 찾기가 매우 어렵다. 이 장을 위한 피면담자들은 시각장애 학생들과 오랫동안 일한 미술치료사, 이 모집단과 작업한 미술치료사, 그리고 충분한 경험을 쌓았다고 본 치료사들로 구성하였다.

시각장애 및 중증시각장애 학생을 대상으로 한 미술치료는 장애가 있거나 손상된 시력에 대처하고 적응하는 데 주안점을 둔다. 그러나 시각장애가 이 학생들 삶의 다른 많은 측면에 영향을 끼친다는데 의심의 여지가 없다. Herrmann(1995)은 시각장애를 가지고 태어난 학생들과 시각을 잃기 전 기억을 가진 학생들을 구별하는 일이 중요하다고 주장했다. 시각장애를 가지고 태어나지 않은 학생은 항상 결핍과 상실감이 있는 반면, 시각장애를 가지고 태어난 학생은 이것이 그들이 아는 유일한 조건이기 때문에 수용 면에서 그들에게 더 쉽게 다가갈 수 있다. 다른 사례들은 시력을 잃어가는 과정에 있거나 나중에 시력을 잃을 것을 알고 있는 학생들을 포함한다. 이러한 상황은 분명히 그들 존재와 그들에게 제안된 미술치료의 유형에 영향을 미친다.

피면담자들은 모두 감각 사이의 균형을 강조했다. 학생들은 시각에 의존할 수 없을 때 다른 감각으로 눈을 돌린다. 이는 그들이 촉각, 청각, 심지어 후각까지 발달하도록 돕는 이유에서 중요성을 강조한다. 이를 통해 잔여 시력이 있는 상황에서 시각 발달을 포기하지 않고도 공간에서 방향을 더 잘 잡고 주변 세계를 더 잘 이해할 수 있다. 한 미술치료사는 다른 사람의 그림에 대한 시각적 노출이 부족하기 때문에 그림 기술 발달이 더딘 경우가 있다고 지적했다. 이 경우 미술매체를 사용하여 미술 작품이 주변 세계의 측면을 나타낼 수 있다는 이해를 서서히 쌓을 수 있다.

Herrmann(1995)은 1991년 시각장애 학생들에게 미술치료를 제공하기 시작했을 때 시력이 없어도 느낄 수 있는 점토 제공만이 일반적 합의라고 언급했다. 이 학생들에게 다양한 미술매체로 그림을 그리게 할 가능성은 약 30년 전에는 불가능한 생각이었다. 그러나 이 장에서 논의한 바와 같이 미술에 대한 개입 방식은 진화했다. 현재 면담한 대부분 미술치료사들은 각 내담자에게 다양한 창의적 재료를 적용한다. 동시에 미술치료가 시각에 초점을 맞추기 때문에 이 집단과 함께 작업하는 데 따르는 어려움을 언급했다. 이 모집단을 수용하기 위해 미술치료 분야를 개발하는 최선의 방법은 여전히 복잡한 문제로 남아있어 창의적인 해결책이 필요하다. 피면담자들은 각각 이 학생들을 위한 맞춤형 개입에서 자신의 궤적을 묘사했다. 모든 사람들은 그 노력이 보람이 있었고, 또한 학생들이 미술매체에 접근할 수 있도록 만드는 시도가 중요하다고 피력했다.

개인적인 차원에서, 이 장은 쓰기에 더 감동적인 장들 가운데 하나였다. 미술치료사들이 자신의 지식을 소리와 의미로 표현하려는 의지는 매우 흥미로웠다. 이 분야의 문헌이 부족하고 동시에 다른 장소에서 미술치료사가 같은 바퀴의 다른 창의적 변형을 발명했다는 느낌을 고려할 때 특히 그렇다. 이 장이 집필하는 동안 겪었던 경험을 어느 정도 조명할 수 있기를 바란다. 의심할 여지없이 이는 더 탐구해야 할 분야에 대해 생각하게 만드는 자극제였다.

미술치료의 치료 목표

McMath(2005)는 시각장애 아동을 위한 미술치료의 목표를 다루었다. 그녀는 시각장애 아동의 촉각, 감각 인식 및 감각 경험을 발달시키는 것이 이동성, 공간 개념, 총 운동 및 미세 운동 조정, 언어, 신체 개념, 점자 읽기, 인지 능력, 운동 기술, 사회적 관계, 정서적 및 개념적 습득 그리고 기타 중요한 영역에서 그들 발달에 기여할 수 있다고 주장했다. 미술치료는 시각장애 아동에게 손과 손가락의 기능적 사용을 상당히 향상시킬 수 있는 다양한 촉각 미술매체로 광범위한 경험을 제공한다(Weiss & Rocco, 1992). 다양한 감각 경험을 통합함으로써 자존감, 자기표현, 의사소통, 독립성, 감각인식, 자아개념, 대인관계능력, 자율성, 탐구력, 자신감을 비롯한 많은 목표를 보완할 수 있다(McMath, 2005). Rubin(1978)은 시각장애 개인미술치료에서 미술활동 과정이 현실과 환상의 구분을 유지하는 보호 용기(container)를 제공한다고 주장했다. 이러한 자질은 참가자들에게 자신을 더 대담하게 시험하고 자신의 환상을 공개적으로 표현할 기회를 준다(Berbrier, 2002).

피면담자들은 또한 학생들 생활환경의 단점을 이해하고 어려움을 처리하는 목표를 언급했다. 일부 학생들은 시각장애를 가지고 태어난다: 이는 그들이 아는 유일한 상태이다. 이 때문에 타인이 주변 세상을 어떻게 인식하고 경험하는지, 그리고 시각적으로 보는데 비해 그들이 무엇을 하기가 어려운지 이해하기 어렵다. 특히 이러한 청소년의 경우, 치료 목표는 장애의 정도를 인식하고 자기 정체성 구축에 중점을 둔다.

Benjet(1993)은 시각장애인 미술치료에서 미술이 치료적 가치를 지닌 자기표현의 한 방식으로 존재할 뿐만 아니라 이들이 비장애인과 소통할 수 있는 매개체라고 지적했다(Berbrier, 2002). 많은 시각장애 학생들이 정규교육에 통합되어 있기 때문에 비장애인과 일상적인 접촉은 치료 작업의 기초를 제공한다. 한 피면담자는 시각적 입력 부족이 때로는 많은 사회적 상황에 대한 이해 부족으로 이어진다고 설명했다. 이는 이 학생들이 다른 사람들과 상호 작용하는 상황에 대한 정신화(mentalization) 및 관찰의 필요성을 지적한다. 또 다른 피면담자는 한 중증시각장애 학생이 1학년에 입학할 당시 주변에 다른 학생들 존재를 분명히 인식하지 못했던 상황을 묘사했다. 무엇보다 그에게 주변 사람들을 인식하는 기본적인 사회적 기술을 가르치는 일이 중요하다고 강조했다. 또한 잔존시력이 있는 시각장애 학생의 경우, 동급생의 얼굴을 인식할 수 있는지 여부를 판단하고, 인식하지 못하는 경우 시각적 분별력을 기르도록 도와주는 것이 중요하다고 언급했다. 한 가지 가능성은 시각장애 학생이 옷이나 신체언어 등에 익숙해질 수 있도록 교실에서 동급생들 사진을 찍는 일이라고 제시했다.

모든 피면담자는 이 학생들에게 그들 삶에서 더 큰 독립성을 부여하는 데 대한 중요성을 강조했다. 핵심은 미술치료실이 학생들 삶의 소우주이며, 그 방에서 독립적으로 방향을 잡을수록 능력에 대한 감각이 커지고, 삶의 다른 영역에서 더 많은 시도를 하게 된다는 것이다. 이 목표는 부모와 함께하는 작업도 포함한다. 많은 부모들은 자녀가 독립적인 삶을 경험하도록 내버려두기를 어려워한다. 이러한 경우, 주요 목표는 단순히 부모 개입 없이 학생들이 치료 회기에 참여하도록 허용하는 동시에 자녀의 독립을 향한 길에 대한 부모지도 필요성의 응답이다.

한 피면담자는 이 학생들 가운데 다수가 수많은 침습적 시술과 수술을 받는다는 사실에 주목했다. 그들은 자신의 삶에 대한 통제력이 거의 없고 세상이 끊임없이 자신에게 침투하고 있다고 느낄 수 있다. 그녀는 신체적으로 매우 공격적인 시각장애 아동을 설명했다. 그녀는 그가 단순히 자신을 침투하는 세계를 공격하고 있다는 느낌을 받았다. 이 아동은 통제력을 기르도록 돕는 데 주안점을 두었다. 미술을 통해, 이 아동은 처음에는 미술매체에 대해, 그리고 나중에는 다른 경험을 통해 자신이 통제하고 있다고 느끼기 시작할 수 있었다. 또 다른 미술치료사는 시각장애 학생들이 부모에게 의존하기 때문에 공개적으로 분노를 표출하기를 피하는 경우가 많다고 강조했다. 이러한 경우 미술치료는 분노를 승화적으로 표현하고 발산하는 데 도움을 줄 수 있다. 그녀는 플라스틱 눈을 가져다가 그 안에 물건을 집어넣고 찌그러뜨린 다음 눈이 부서졌다고 말한 시각장애 아동에 대해 설명했다. 미술치료사는 그녀를 바라보며 언어적, 신체적으로 표현된 분노를 반영했다. 아동은 마음을 가라앉히고 부러진 눈을 고쳐달라고 했다. 그리고 그 안에 아름다운 것들도 있다며 반짝이를 붙여달라고 부탁했다. 시각장애로 인해 겪은 좌절과 고통을 처음으로 학생이 직접 이야기할 수 있도록 했다는 점에서 의미 있는 순간이었음을 보여준다.

도전

시각장애 및 중증시각장애 학생들과 함께 작업하는 데 있어 겪는 중요한 어려움 가운데 하나는 의존성과 독립성 사이의 연속체에서 올바른 위치를 찾는 방법이다. 한편, 모든 피면담자들은 이 학생들에게 일상에 도움이 될 수 있는 독립성을 가능한 한 많이 부여하는 것이 중요하다고 강조했다. 반면, 어떤 상황에서는 독립으로 가는 길이 더 복잡하다. 한 미술치료사는 매체 위치를 확인할 수 없을 때까지, 점점 더 많은 미술매체를 탁자 위에 올려놓는 시각장애 학생을 언급했다. 때로는 그녀가 보기에 너무 작아서 볼 수 없는 종이 조각과 같이 적합하지 않은 재료를 선택하여 과정을 구성하기 어렵게 만들기도 했다. 또 다른 미술치료사는 시각장애 학생이 미완성 작품을 탁자에서 꺼내 계속 작업할 수 있도록 돕는 과정을 설명했다. 그는 그들이 무언가에 부딪치지 않도록 도와주거나, 간혹 함께하는 작업과 그들이 스스로 일을 하게 하는 작업 사이의 섬세한 균형을 묘사했다. 주요 초점은 작품이 아니라 재료 운반, 설정 준비, 알맞은 재료 선택 등과 같은 작품과 관련된 구성이다.

또 다른 문제는 신체 접촉의 양이다. 이곳 미술치료사는 다른 내담자와 달리, 시각장애 학생들은 미술치료실에 들어가 방향을 잡고, 그들 작품을 찾으며 탁자로 가져가는 등을 돕기 위해 신체 접촉이 필요하다고 제시했다. 얼마나 많은 신체 접촉이 그들에게 적합한지, 그리고 정말로 필요로 할 때에 대한 딜레마는 끊임없이 논의되고 있다. 이 학생들은 접촉에 매우 광범위하게 의존하기 때문에 도움을 받아야 할 때가 있다. 예컨대, 자신의 작품이 다른 학생의 작품과 함께 보관되었을 때 어떤 기물도 손상시키지 않고 찾는 일이 포함된다.

미술치료사들은 창작과정에서 지원과 관련하여 독립성을 언급했다. 시각장애 학생이 무언가를 만들려고 시도할 때 최종 작품이 의도와 전혀 일치하지 않고 상황이 인식되지 않는 점을 치료사가 알게 되면 어떻게 해야 하는가? 학생에게 알려야 하는가? 그들 작업을 인식하고 감상하는 환경이 얼마나 중요한가? 이는 다른 과정과 목표를 희생시키는 결과를 초래하는가? 이 질문들은 시각장애 학생들과 함께하는 미술치료사들에게 일상적 딜레마다.

일부 미술치료사는 경험상 이 집단에 대한 미술치료 속도가 느리고 작은 단계에서만 성취될 수 있다고 지적했다. 미술치료실과 미술매체에 익숙해지고 이를 자기표현에 활용하기 위해 미술 언어를 배우는 전 과정은 시간이 걸린다. 또한 미술매체의 사용방법, 활동지침, 미술치료실에서 펼쳐지는 사회적 상황 파악을 뒷받침하는 집단 구성원 간 상호작용 등에 대해서도 전반적으로 많은 중재가 필요하다.

한 피면담자는 미술치료사가 직접 참여해야 할 정서적 작업을 강조했다. 그녀는 점차 시력을 잃어가는 어린 소녀와 함께 작업했던 기억을 떠올렸다. 치료사 자신은 그녀 앞에 앉아 있는 사랑스러운 소녀가 실명하고 있다는 사실을 감당하는 데 어려움을 겪었다. 또 다른 피면담자는 시각장애 아동이 눈 수술을 앞두었지만 잔존 시력을 잃을 가능성이 높다고 설명했다. 그녀는 아동이 세상의 종말처럼 실명이 되는 과정을 겪고 있었고, 그를 도울 방법이 없다고 느꼈다. 미술치료 감독 내에서, 그녀는 무엇이 나타날지 알아보기 위해 시각장애에 대한 초기 경험을 회상하도록 요청받았다. 미술치료사가 실명에 대한 학생의 두려움에 반응하여 그녀에게 발생한 무력감과 마비의 경험을 확인할 수 있었을 때, 치료에서 새로운 도전이 가능해졌다. 많은 미술치료사들이 시각장애 및 중증시각장애와 경험을 완전히 이해하는 데 있어 어려움을 토로했다. 어떤 미술치료사들은 눈을 가늘게 뜨고 덜 본다는 것이 어떤 것인지 느끼려고 했다. 다른 이들은 그들에게 무엇을 요청하는 것이 현실적이고 그들이 어떻게 미술매체를 경험하는지를 더 잘 이해하기 위해 눈을 감고 미술매체로 실험했다.

개입 기법 및 전용 작업 모델

미술치료실 적응 및 친밀화 과정

미술치료사들은 미술치료실을 이 집단에 적응시키기 위한 다양한 방법을 설명했다. 그들 모두 각 학생의 특정 장애, 특히 학생이 정확히 무엇을 볼 수 있고 볼 수 없는지 이해해야 한다고 주장했다. 잔존시력이 남아 있는가? 그/그녀는 한 영역만 보고 다른 영역은 보지 않는가? 색깔을 보는가? 쉽게 눈이 부신가? 이 모든 기능은 치료 환경의 배열에 중요하다. 각 학생의 요구에 맞게 공간을 조정하려면 시각장애의 특성에 대한 심층 분석이 있어야 한다.

첫째, 미술치료실은 접근성이 용이해야 하고 각 매체를 위한 영구적인 공간이 있어야 한다. 미술치료사는 학생들이 바닥에 있는 물건과 부딪히지 않고, 자유롭게 선반이나 수납장에 손을 뻗어 미술매체를 스스로 꺼낼 수 있도록 치료실 안에 꼭 있어야 하는 물건과 어떻게 배치해야 하는지 고민할 필요가 있다. 일부 치료사는 이러한 목적을 위해 발명한 장치를 설명했다. 가령, 한 미술치료사는 그녀를 위해 경사진 작업대를 만들어 달라고 요청했다. 이렇게 하면 작품이 내담자 앞에 수직으로 놓여질 수 있기 때문에 잔존시력을 사용하여 볼 수 있다. 접근성은 학생들 색각이상(dyschromatopsia)에 의해서도 영향을 받는다. 예를 들어, 탁자의 색과 종이 색과 대비되는지 여부가 중요하다. 경우에 따라 대조도를 높이기 위해 탁자와 작업 용지 사이에 두꺼운 보드지를 삽입할 수 있다. 또한 탁자 색과 대비되는 색의 접시에 미술매체를 놓을 수 있다. 잔존시력이 남아 있는 학생의 경우 미술치료실이 작품에 대한 집중을 방해할 수 있는 자극으로 지나치게 붐비지 않아야 한다. 한 미술치료사는 학생들 주의를 산만하게 할 수 있는 밝은 옷이나 반짝이는 장신구를 피해야 한다고 지적했다.

특히 미술치료사들은 제한적이고 규칙적인 매체 범위를 유지하는 것이 중요하다고 강조했다. 대부분 학생들이 색조를 구분할 수 없기 때문에 기본 색조로 작업하기에 충분하다. 점자를 읽는 학생을 위해 색을 나타내는 상표를 점자로 추가할 수 있다. 또한 구아슈(gouache)물감의 물병은 안정적이어야 한다. 그리고 조명은 강해야 하지만 눈부시지는 않아야 한다. 주로 창문은 눈부심을 방지하기 위해 커튼을 쳐야 한다. 한 피면담자는 그녀가 항상 눈높이에 앉아 학생들이 그녀를 올려다보고 빛에 눈이 부시지 않도록 한다고 강조했다.

시각장애/중증시각장애 학생들은 미술 제작에 익숙해질 시간이 필요하다. 미술치료사는 자신과 미술치료실을 소개하고 학생들이 스스로를 인식하고 독립적으로 방향을 잡는 법을 서서히 배울 수 있도록 해야 한다(McMath, 2005). 피면담자들은 학생들이 미술치료실을 탐색할 수 있도록 하는 것이 중요하다고 강조했다. 전맹 학생들은 방의 다른 부분과 각 위치에서 사용할 수 있는 것을 만지도록 안내받을 수 있다. 위치는 회기마다 동일해야 한다: 게임 및 미술매체를 위한 지정된 장소가 있어야 한다(오리엔테이션을 용이하게 하기 위해 특정 상자 또는 바구니에 넣기도 한다).

시각장애 학생들이 미술치료실에서 미술매체와 각각의 재료에 내재된 가능성과 감각을 천천히 접할 수 있도록 해야 한다. 그들은 각 매체를 깊이 탐색할 수 있는 가능성을 가질 필요가 있다. 또한 모방을 통해 배울 만큼 충분히 보지 못하기 때문에 각 미술매체에 대한 포괄적인 설명과 감정 표현에 사용할 수 있는 방법이 그들에게 필요하다. 시각장애 학생은 다양한 향을 지닌 여러 질감의 재료(파쇄된 종이, 나뭇잎, 찢어진 신문지 등)를 접하여 경험을 확장할 수 있다. 그들 손은 눈 역할을 하기 때문에, 매체를 만지고 느낄 수 있는 기회는 그들 세계를 풍요롭게 하고 유연성을 장려할 수 있다.

한 치료사는 미술치료실의 배치와 회기 구성이 미리 정해져 있어야 한다고 강조했다. 이 학생들은 현실 변화에 대한 통제력이 거의 없기 때문에 그들 일상에서는 어제 들어간 치료실이 오늘 다르게 정리될 수도 있다. 미술치료는 치료실과 회기 설정을 모두 일정하게 유지함으로써 정서적 용기(container)로 성공적인 작용을 도울 수 있다.

발달적 미술치료 접근

McMath(2005)는 발달적 접근의 틀 안에서 시각장애 및 중증시각장애인 대상으로 미술치료를 개념화했다. 그녀는 초기 회기에서 미술치료사가 그들이 다양한 매체를 이해, 식별 및 탐색하도록 도와줌으로써 더 적극적인 역할을 수행해야 한다고 주장했다. 그들이 치료사, 매체 및 미술 과정에 더 편안해짐에 따라, 치료사는 조력자의 역할을 시작할 수 있다. 또한 미술치료사는 그들이 회기에서 사용할 활동이나 매체를 선택할 수 있도록 허용해야 한다는 것이다.

점토 공방

시각장애 특수학교에서, 수년간 학생들을 위한 점토 공방이 있었다. 미레이유 그로너(Mireille Gronner)는 그 곳에서 처음에는 미술 교사로, 그 다음에는 미술치료사로 여러 해 동안 감독했다. 그녀는 학생들이 미술치료에서 접하는 주요 재료로 점토를 사용하기로 결정했다. 또한 미술치료에서 점토를 활용하는 가장 좋은 방법에 대해 시각장애 학생뿐만 아니라 중복장애 학생 대상으로 광범위한 연구를 수행했다.

점토는 먼저 기술적으로 가르치기 때문에 학생들은 표면, 공을 만드는 방법, 조각 또는 점묘 도구로 작업하는 방법 등을 배운다. 학생들은 이러한 기본 사항을 습득한 후 개인적인 표현으로 이동하도록 초대된다. 그들은 간혹 점토 만지는 것을 꺼려하고 점차 적응하는 데 시간을 갖기도 한다. 이는 후반 과정에서 제거되는 장갑을 사용하여 수행할 수 있다. 학생들이 개인적인 표현을 할 준비가 되었을 때 테두리가 돌출된 목재 표면을 골조(骨組)로 제공한다. 그들은 자유롭게 창작할 수 있으며, 미술치료사가 본 것을 반영하면서 함께할 수 있다. 학생이 특정 물건을 만들고 싶을 때, 미술치료사는 특정 물건의 모형을 치료실에 가져와 그 모양을 느낄 수 있도록 도와줄 수 있다. 많은 물체는 만질 수 없기 때문에 시각장애 및 중증시각장애 학생들은 물체가 어떻게 생겼는지 전혀 모른다. 예컨대, 이 학생들은 고래나 집 천장이 어떻게 생겼는지 모델을 만지는 과정에서 대상을 만드는 방법에 대한 생각을 얻어 관객이 인식할 수 있도록 한다. 그 과정이 끝날 때 학생들은 점토에 유약을 칠할지 여부를 선택한다. 과거에 시력이 좋았던 학생들은 색상 개념이 명확하기 때문에 관심 있는 색상을 쉽게 선택할 수 있다. 반면, 선천적으로 시각장애 학생의 경우 색상 선택은 특정 대상이나 취향과 관련이 있다. 가령, 녹색은 풀과 같고 노란색은 레몬과 같다. 이렇게 하면 유약에 어떤 색을 원하는지 결정할 수 있다. 색상의 개념은 또한 색상에 대한 대화를 장려한다. 이를 테면, 색이 어떻게 일치하는지, 미적 효과를 내기 위해 입는 옷의 색에 어떻게 영향을 미칠 수 있는지 등이 있다. 창작 과정은 점토를 가마에 굽는 것으로 끝난다. 성공한 점토만 소성(燒成)되고 나머지는 추가 사용을 위해 재활용한다.

경계가 정의된 작업

많은 미술치료사들은 시각장애 학생들이 각자 전문 분야와 좋아하는 미술 재료를 사용하여 작업할 수 있는 의미 있는 방법을 찾을 수 있었다. 대부분은 명확한 영역을 제공하는 테두리가 있는 상자로 작업하는 것을 가장 많이 언급했다. 그러나 각각 약간 다른 변형을 사용했다. Rubin(1978)은 볼록한 가장자리 또는 테두리가 시각장애 개인이 종이의 가장자리를 식별하고 그들 작품을 담는 데 도움이 된다고 주장했다.

한 가지 유형의 작업은 미레이유 그로너(Mireille Gronner)가 시각장애 학생들에게 적용하고 미키 클라인(Miki Klein)이 연구한 슬립(slip)을 사용하는 것이다(De Montmollin, 2010; Klein et al., 2020). 감독관인 샤론 스니르(Sharon Snir) 교수와 함께 클라인 교수에게 이 접근법을 배웠다. 시각장애 학생들이 슬립을 사용하게 된 계기는 한 학생이 재활용 통에서 액체 점토를 발견한 데서 비롯되었다. 슬립은 두꺼운 식염수 유형의 반죽을 생성하는 추가 물질과 물의 혼합물이다. 또한 모든 종류의 점토를 희석하고 여과하여 반유동체 상태로 만들 수 있다. 슬립 작업은 일반적으로 측면이 있는 큰 판자에서 이루어지기 때문에 슬립이 흘러내리지 않고 다양한 방법으로 재료를 가지고 놀 수 있다. 상자의 바닥은 검은색으로 칠할 수 있고 슬립 자체는 흰색으로 칠할 수 있다. 이는 잔존시력이 남아있는 학생들이 액체 슬립이 어디 있는지 그리고 판자 바닥이 드러난 곳을 볼 수 있도록 대조를 형성한다. 슬립은 주로 시각장애 및 중증시각장애 학생들에게 감각적 경험을 제공하고 잔존시력이 남아 있는 학생들에게는 시각적 경험을 제공한다. 활동의 주요 목적은 작품이 아니라 경험이지만 흰색 슬립이 눈에 띄도록 검은색 또는 어두운 종이에 디자인을 보존할 수 있다. 또 마른 슬립을 제자리에 유지하기 위해 접착제를 종이 위에 바를 수 있다.

또 다른 미술치료사는 쟁반 안에 물감을 넣어 작업하는 방법에 대해 설명했다. 학생들이 가지고 놀 수 있도록 액체 물감, 풀, 작은 구슬 등 입체감 있는 재료를 쟁반에 부을 수 있다. 이는 학생들이 손을 움직여 쟁반에 무엇을 넣을지, 색상과 재료의 흐름을 결정하기 때문에 학생들에게 통제감을 제공한다. 또한 학생들은 붓이나 막대기와 같은 중간 도구를 작업에 사용할지 손가락으로 작업할지를 결정할 수 있다. 쟁반 바닥에 화지를 놓아 작업이 끝난 후에도 작품이 남도록 할 수 있다.

또 다른 대안은 쟁반 안에서 면도크림으로 작업하는 것이다. 핑거페인트와 구슬 같은 3차원 재료와 결합할 수 있다. 면도 거품 활동은 평면작업과 약간 더 높은 구조가 가능하다. 마지막에는 작품을 종이에 각인하고 보존하여 영구적인 작품을 만들 수 있다.

미술치료실에서 일반적 개념 학습

　시각장애 및 중증시각장애 학생들은 집이 어떻게 생겼는지, 지붕, 천장 및 미니어처와 같이 전혀 보거나 느낄 수 없는 개념을 이해하는 데 문제가 있기 때문에 이를 미술치료에서 만들 수 있다. 예를 들면, 학생들은 집이나 좋아하는 놀이터의 모형을 만들 수 있다. 이는 이 학생들에게 균형과 탐색에 대한 더 나은 감각을 제공한다. 미술치료 작업은 그들을 당황하게 하지 않는 방식으로 환경을 경험하는 데 도움을 줄 수 있다.

　복잡한 개념에는 추상적 또는 물리적 개념도 포함할 수 있다. 한 미술치료사는 원형 동작을 만드는 방법을 이해하는 데 어려움을 겪는 학생 한 명을 설명했다. 그녀는 그를 도공의 물레로 데려가 물레가 돌 때 그의 손을 물레에 얹었다. 그의 몸이 회전 운동을 감지하자 그는 점토 공을 만들 수 있었다. 또한 그릇에 샐러드를 섞는 것을 포함하여 다양한 맥락에서 원형을 만드는 방법을 배웠다.

그림 그리기의 실패 없는 방법(Benjet, 1993)

　Benjet(1993)은 시각장애인이 실패 없이 그림을 그리는 방법에 대해 제시했다. 미술치료사는 캔버스나 종이의 전체 표면을 물감이나 유약으로 코팅하여 전체 배경 색상과 깊이를 제공한다. 그 다음 캔버스나 종이에 1/4인치 크기의 검은색 마스킹 테이프 조각을 적용하여 진행 중인 그림의 주요 영역을 묘사한다. 그리고 시각장애 내담자에게 각 영역에 어떤 이미지를 배치하고 싶은지 묻는다. 만약 내담자가 선호하는 것을 표현하지 않는다면, 치료사는 제안을 할 수 있다. 치료사는 한 번에 하나의 그림 영역과 이미지를 처리하여 그 과정에 내담자가 접근할 수 있도록 한다. 일단 내담자가 이미지를 결정하면 치료사는 캔버스나 종이에 마스킹 테이프로 윤곽선을 만든다. 내담자가 이미지 색상을 선택하면 테이프 윤곽선 내에 그림을 그리도록 권장한다. 그 다음 내담자는 모든 이미지 주위를 채색한다. 그리고 모든 마스킹 테이프를 제거하고 새로 도포된 물감과 대비를 제공하기 위해 밑그림 색상의 윤곽선을 남긴다. 내담자가 원하는 경우 테이프를 완성된 작업의 일부로 남겨 둘 수 있다. 피면담자들은 또한 시각장애 학생들도 그림을 그릴 수 있도록 다양한 유형의 접착지와 스티커를 사용하는 방법에 대해 설명했다. 스티커는 모든 종류의 이미지를 표현하는 데 사용할 수 있다. 학생들은 손을 사용하여 스티커 위치를 찾을 수 있고, 그 사이에 색을 사용하여 작업할 수 있다.

집단미술치료

많은 피면담자들이 시각장애 및 중증시각장애 학생들과 집단 작업의 가치를 묘사했다. 이 작업은 주로 두 가지 주요 체계에서 이루어진다. 첫 번째는 시각장애 학생들을 위한 특수학교의 체계다. 두 번째는 다른 학교에 재학 중이지만 방과 후 집단 작업을 위해 함께 만나는 학생들을 위한 체계다. 이러한 집단은 의도적으로 유사한 특성을 가진 학생들을 연결시킨다. 이 프로그램의 목적은 학생들 간 의사소통 촉진과 유대감 형성이다.

이 집단을 이끌었던 미술치료사들은 모두 미술치료 설정이 중요하다고 강조했다. 학생들은 회기의 각 단계에서 어디에 앉아야 하고 무엇을 해야 하는지 미리 알 필요가 있다. 처음에는 미술치료사가 탁자 위에 어떤 재료가 있고 어떻게 사용할 수 있는지 설명한다. 한 미술치료사는 어떤 재료가 적합한지, 어떻게 하면 학생들이 방향을 잡는 데 도움이 되는지, 어떻게 표현할 것인지 고민 끝에 미술매체를 개별적으로 제시한다고 언급했다. 시각장애 학생뿐만 아니라 전맹 학생도 포함되는 경우 주로 손가락으로 만질 수 있는 3차원 미술매체가 우선시된다. 학생들은 개별적으로 미술매체를 받고 자신의 작품을 작업한다. 작품은 대개 창의적인 소재를 활용한 각 참가자의 개인적인 이야기 구성 등 특정 주제를 중심으로 진행된다. 때로는 학생들이 2인1조로 작업하거나 전체 집단이 한 표면에서 작업하여 개별 작품을 공동 작품으로 결합할 수 있다. 다른 경우에, 상호 작용은 대부분 구두다. 회기가 끝나면 학생들이 자신의 작품을 공유하도록 초대한다. 종종 특정 또는 교대로 부르는 노래가 회기를 종료한다.

한 미술치료사는 사진작가의 도움을 받은 매우 성공적인 시각장애 학생의 사진 집단에 대해 설명했다. 처음에 그녀는 이 집단에 사진이 사용될 수 있는지, 그리고 어떻게 활용될 수 있는지 궁금했다. 잔존시력이 있는 학생은 무엇을 관찰하고 사진을 찍을지 대상을 선택했다. 전맹 학생들에게는 상황이 더 어려웠다. 해결책은 그들이 미술치료사와 함께 밖에 나가서 가능한 한 환경을 느끼게 하고 그녀가 본 것을 묘사하는 방법이었다. 그들은 묘사, 소리, 냄새에 그들 주의를 끄는 것이 있을 때마다 그녀를 멈추게 하고 나서 사진을 찍었다. 사진이 현상되었을 때, 치료사는 각 틀에서 무엇이 보였는지 설명했고, 그 후에 기록했다. 이는 엄청난 흥분과 성공의 경험을 만들었다. 프로그램은 가족과 친구들이 참석한 전시회로 막을 내렸다.

또 다른 미술치료사는 정규 학교에서, 비장애인과 시각장애 및 중증 시각장애 학생을 통합했던 집단에 대해 설명했다. 그녀는 주변 환경에 대한 인식이 거의 없는 중증시각장애가 있는 특정 학생을 묘사했다. 그녀는 그 학생을 미술치료실로 데려가 그의 작품에 강하게 반응하는 학생과 짝을 지었다. 나중에 그들은 함께 놀기 시작했고 유대감을 형성했다.

구두 개입

피면담자들은 이 집단에 특정한 두 가지 유형의 구두 개입을 설명했다. 첫 번째 구두 개입의 목표는 시각 경험을 명확히 하는 데 있다. 이 학생들은 보지 못하기 때문에 중요한 정보를 놓칠 때가 많다. 예를 들어, 치료사는 각 활동을 하는 방법이나 미술 재료를 어떻게 사용할 수 있는지 설명할 필요가 있다. 그들은 또한 사회적 정보를 포착하지 못한다. 가령, 만약 누군가가 그들 근처에 무언가를 비틀거리며 떨어뜨린다면, 이 학생들은 이를 공격적인 몸짓으로 오해할 수 있다. 마찬가지로 시각장애 및 중증시각장애 학생들은 그들 간 분노 표현을 정확하게 해석하지 못할 수도 있다. 이러한 모든 상황은 구두로 중재해야 한다. 두 번째 유형의 구두 개입은 시력의 결핍을 완화하는 데 있다. 한 미술치료사는 면도크림과 핑거 페인트가 있는 쟁반에서 작업 중인 학생과 대화를 묘사했다. 갑자기 아름다운 색의 무지개가 나타났다. 미술치료사는 감탄으로 대답했지만, 그녀가 본 것과 소녀의 촉각 경험 사이의 차이를 설명해야 했다.

미술의 의미

많은 미술치료사들은 미술이 이러한 학생들이 자신을 표현하는 데 도움이 되고 다른 학생들처럼 활동에 참여할 수 있음을 보여 준다고 언급했다. 창작 과정에서 발생하는 어려움은 일상에서도 발생할 수 있다. 미술매체 작업을 통해 제공되는 가능성과 해결책은 현실 세계에서도 가능성과 해결책에 대한 논의로 이어질 수 있다. 한 미술치료사는 집단미술치료에서 특정 시각장애 아동이 매우 재능 있다는 것을 발견했다고 설명했다. 그들 자신은 재능을 인식하지 못했다. 이는 급우와 교사가 그들 작품에 감탄했을 때 그들에게 큰 힘을 주었다. 실제, 미술은 그들에게 탁월함과 성공을 향한 새로운 추가 경로를 제공했으며, 그들이 사회에서 자신의 자리를 찾을 수 있도록 돕는 다리 역할을 했다. 마지막으로, 일부 치료사는 미술매체가 학생들에게 주는 평온함을 다루었다. 손은 매우 중요한 기관이기 때문에 매체와 접촉으로도 편안해진다. 특히 작품에 사용하려는 매체를 선택할 수 있을 때 더욱 그렇다.

부모 및 교직원이 참여하는 공동 개입

부모와 협업

모든 피면담자들은 이 학생들이 자라면서 부모와 함께 작업하는 방식이 상당히 다양하다고 강조했다. 자녀가 매우 어릴 때, 그 작업의 일부는 부모가 시각장애 및 중증시각장애 자녀, 점차 시력을 잃어가는 자녀, 또는 광범위한 의학적 문제를 다루어야 하는 어떤 증후군을 가지고 태어난 자녀가 있다는 사실을 다루도록 돕는 것을 포함한다. 이러한 슬픔 처리의 단계에서 동반은 매우 중요하며 치료사의 통제가 필요하다. 또한 많은 자녀들이 침습적인 절차를 포함하여 가족 동반이 결정될 수 있는 수많은 건강 검진을 받는다. 또한 고학년 학생들은 사회에서 요구하는 독립성이 높아짐에 따라 추가적 도전에 직면한다. 미술치료사는 보호와 독립 사이에서 부모와 자녀를 위한 적절한 균형을 찾도록 노력함으로써 이 모든 단계를 부모와 함께 할 수 있다.

시각장애 학생을 위한 특수학교는 미술치료에서 만든 작품의 연말 전시회를 개최한다. 학생들은 자신의 작품을 전시할지 여부를 선택할 수 있다. 그 학교의 다른 학생들을 초대하여 전시된 작품을 만져볼 수도 있다. 학부모, 친구 및 교직원은 학생들의 창작물에 감탄한다. 그러나 이는 미술치료사들이 학생이 의도한 바를 파악하기 위해 다른 사람들이 작품을 이해할 수 있는 방법을 찾는 데 대한 생각을 강요한다.

학부모와 학생을 위한 공동 작업도 마련할 수 있다. 예컨대, 한 미술치료사는 부모와 자녀가 그들 손을 표현하는 방법과 위치를 선택하는 공유 표면 작업을 제안했다. 점토로 작업하는 동안, 그들은 양각을 할지 또는 새길지를 선택할 수 있다. 또 다른 미술치료사는 명절 상징물(예: 유대교 축제에 쓰이는 큰 촛대) 중 하나를 함께 만들 수 있는 명절 기간 동안 부모와 자녀를 위한 특별 회기를 함께 열자고 제시했다.

다학제 팀과 협업

교육부는 시각장애를 수용하고 해당 지역에서 이러한 학생들에게 지원 서비스를 제공하는 12개 센터를 운영한다. 교육 틀에서 이러한 학생들을 위한 지원 제도를 조정하는 교사들 업무는 지역 감독관이 담당한다. 국가 감독관은 시각장애가 시력뿐만 아니라 학생의 기능에 광범위한 영향을 미친다는 점을 인식하여 이 분야를 전문으로 하는 국가 다학제 팀을 설립했다. 작업치료사, 언어치료사, 물리치료사로 구성되어 있으며 현재 미술치료사 셸리 메로즈(Shelly Meroz)가 이끌고 있다. 이 팀은 주로 교육 환경에서 이러한 학생들과 함께 일하는 교육 및 치료 팀에 학습 내용을 전달하는 교사를 지원하기 위한 교육을 제공한다. 교사는 특정 학생에게 문제가 발생할 때 이 전문팀에 감독을 맡길 수 있다. 감독 회기 전 교사는 학생에 대한 광범위한 기능 데이터를 제공하는 설문지를 작성한다. 감독 회기에는 교육 틀에서 학생과 함께 일하는 교육 및 치료 인력(교육자/유치원 교사, 상담사, 특수교사 및 미술치료사)이 참여한다. 감독 회기 당일 외부 다학제 팀이 학생과 함께 작업하는 현지 직원과 합동 감독 회기를 위해 소집된다. 팀의 각 구성원은 질문과 구체적인 권장 사항을 제시한다. 이는 통합적 방식으로 학생에게 더 잘 대응하기 위한 발상 모으기(brainstorming)로 이어진다. 예를 들어, 지역 직원이 개인 공간을 유지하는 데 학생의 어려움에 대해 문제를 제기할 때(시력이 있는 학생에게는 겉보기에 단순한 개념이지만 시각장애 학생에게는 매우 추상적인 개념), 다학제 팀은 개념을 명확히 하는 등의 개입 도구를 제공할 수 있다. 또한 몸으로 표현하거나 놀이방에 가서 매체를 통한 개인 공간을 경험하거나 혹은 평소 거리를 구체적으로 시연하거나 주제를 다룬 이야기를 읽는 일이다. 이 회기에서 자주 발생하는 질문 가운데 하나는 "당신에게 시각장애란 무엇인가?"이다. 이러한 유형의 성찰은 학생들과 함께 작업하는 태도와 접근 방식을 더 잘 이해하는 데 기여한다. 회기가 끝나면 다학제 팀이 학생과 추가 작업에 대한 서면 권장 사항 및 통찰을 제공한다. 이는 교사 및 지역 직원과 완전한 협력으로 구현되고 틀 구성에 맞게 조정된다. 일부 권고사항에는 미술치료에서 정서에 관한 치료도 포함할 수 있다. 필요한 경우 학생에 대한 후속 회기가 예정된다.

한 미술치료사는 교직원이 학생들 입장이 되어 보는 과정이 얼마나 중요한지 설명했다. 이는 다양한 교정을 통해 안경을 착용함으로써 가능하다. 이러한 "훈련용 안경"은 시야의 일부가 차단되는 시력 문제(중앙 또는 주변 시야 손상), 색상 파장이 회색 음영으로 축소되는 시력 문제, 눈부심 문제 등을 모방한다.

임상 사례

여섯 살 반 이도(Ido)는 다섯 살 때 교통사고로 시력을 잃었다. 오랜 입원 끝에 유치원 마지막 해에 그는 시각장애의 세계에 첫발을 내디뎠다. 이 변화는 그에게 쉽지 않았고 그의 가족은 그가 내성적으로 되어가는 것을 보았다. 초등학교 1학년에 입학하자 상황은 더욱 악화되었다. 이도가 모든 아이들처럼 배울 능력이 있다는 것이 주위 사람들에게 분명했지만, 새로운 틀로 전환은 그에게 충격적이었다. 이도는 오전 수업에 와서 하루가 끝날 때까지 같은 의자에 앉아 있었다. 그의 친구들과 교직원들은 그를 마당으로 데려가거나 교실을 돌아다니려고 시도했지만 노골적으로 거절당했다. 지원 교사도 도와주려고 노력했지만, 이도의 감정 상태가 해결되기 전에는 그의 삶의 다른 양상을 해결하는 것이 불가능해 보였다.

여러 전문 직원은 이도가 미술치료실에 가도록 격려할 수 있을지 확신하지 못했다. 한편으로는, 그가 도움이 필요하단 점이 분명했다. 반면, 그를 치료실로 데려가기는 어려울 것이 분명했고, 혼자서는 절대로 가지 않을 것이 더욱 명확했다. 많은 숙고 끝에 동급생 힐라(Hila)를 그와 함께 미술치료를 받기로 결정했다. 작년 여름에 부모가 이혼한 힐라 역시 정서적 지원이 필요했다. 하지만, 힐라는 치료사 하는 일을 도와줄 만큼 세심하고 민감해 보였다.

첫 회기는 이도의 교실에서 이루어졌다. 미술치료사는 이도 옆에 앉아 이야기를 시작했다. 그녀는 모델링 점토 덩어리를 가져와 그의 손에 쥐어주었다. 이도는 주저하며 모델링 점토를 반죽하기 시작했고 함께 미리 준비된 표면에 그것을 펴 바르려고 했다. 이도는 거리를 두었지만 공동 작업을 거부하지는 않았다. 모델링 점토는 유치원 시절을 떠올리는 것 같았고 그의 안의 무언가가 진정되었다. 미술치료사는 그에게 다음 주에 힐라와 일주일에 한 번 미술치료실에 갈 것이라고 말했다. 그녀는 그 방이 가까이 있고, 미술매체가 많으며, 힐라가 그를 앞뒤로 도와줄 것이라고 장담했다. 이도는 망설이다가 생각해보겠다고 말했다. 미술치료사는 그의 눈에서 딜레마를 보았다.

일주일 후 이도가 학교에 왔을 때 힐라는 이미 교문에서 그를 기다리고 있었다. 그녀는 그가 가방을 교실에 두는 것을 도왔고, 오늘 미술치료 회기가 있다는 것을 상기시켰다. 이도는 유치원 때부터 힐라를 알고 있었다. 그가 망설였지만 힐라는 그의 작은 손을 잡고 미술치료실로 안내했다. 문 앞에서 미술치료사가 기다리고 있었고 힐라의 끊임없는 수다와 치료실의 화기애애한 분위기에 이도는 매료되지 않을 수 없었다.

그 다음 몇 주 동안 미술치료실을 알아가는 시간을 보냈다. 힐라는 인내심 있고 세심한 교사 같았다. 그녀는 이도와 함께 병실을 돌아다니며 매번 미술치료실의 다른 구석을 소개했다. 서서히, 이도는 독립적으로 움직이기 시작했고, 손으로 더듬으며 주변을 탐색했다. 미술치료사는 치료실 공간을 정리하고 미술매체가 영구적인 위치에 있는지 확인했다. 이도는 한때 그림 그리기를 좋아했지만, 다시는 그릴 수 없다는 확신을 기억했다. 처음에는, 특정한 방식으로 느끼고 모양을 낼 수 있는 점토나 습식 점토로만 작업하기로 동의했다. 힐라가 그가 만든 것을 이해하는 것이 그에게 매우 중요했으며, 그는 자신이 하고 있는 일을 그녀가 실제로 이해했는지 확인하기 위해 그녀와 종종 의논했다.

동시에 힐라는 교실에서 쉬는 시간에도 이도를 이끌기 시작했다. 그는 천천히 학교를 돌아다니는 데 동의했고, 지원 교사의 도움으로 주변을 탐색하는 법을 배웠다. 그의 부모는 부모지도를 받으러 오라는 요청을 받았고, 그들 삶에 일어난 극적인 변화를 소화하기 시작했다. 이도의 발전은 그들을 감동시켰고, 미술치료사는 이도의 동의를 얻어 그가 미술치료에서 만들기 시작한 몇 가지 작품을 그들에게 보여주었다.

몇 달 후, 미술치료사는 이도에게 그림을 그리고 싶은지 물었다. "내가 어떻게 할 수 있나요?", "나는 아무것도 볼 수 없는데요?" 이도가 다시 물었다. 미술치료사는 이도와 힐라에게 테두리가 있는 공동 탁반을 건네주었다. 그녀는 탁반 바닥에 종이 한 장을 놓았다. 그리고 그들에게 구아슈 물감을 건네주고 각 용기에 무슨 색이 들어 있는지 이도에게 말했다. 그녀는 그들에게 종이에 색을 붓고 붓을 사용하여 물감으로 칠할 것을 제안했다. 이도와 힐라는 함께 작업하기 시작했다. 그들이 공동 작업한 것은 이번이 처음이었다. 힐라는 종이에 나타난 모든 것을 이도에게 설명했다. 그들은 함께 색상을 전환하는 방법과 그림에 무엇을 추가할지 결정했다. 그 흥분은 엄청났다. 힐라는 색이 섞이는 것에 대해 매우 열정적이었고, 그녀의 흥분은 이도에게도 퍼졌다. 회기가 끝날 때, 그들은 미술치료사에게 그림을 교사에게 보여 달라고 요청했다. 미술치료사는 조금 주저했지만 그 요청의 가치를 이해했다. 그들은 쉬는 시간에 교사를 미술치료실로 초대했고, 이도와 힐라의 얼굴에 번지는 환한 미소는 참으로 새로운 길이 만들어졌음을 실감하게 했다.

요약

시각장애 및 중증시각장애 학생 대상으로 한 미술치료에는 몇 가지 주안점이 있다. 주요 감각 중 하나가 손상되었기 때문에, 다른 감각을 발달시키도록 돕는 것이 중요하다. 촉각을 활성화시키는 미술치료실의 다양한 체험과, 만약 잔존시력이 남아 있다면, 후각도 이러한 감각을 발달시키는 데 도움을 줄 수 있다. 그렇게 함으로써 학생들은 다양한 미술매체에 익숙해지면서 자신의 경험을 표현하기 시작할 수 있다. 이러한 경험에는 또한 그들이 직면하고 있는 어려움과 그들 삶에서 장애의 역할을 처리하는 과정을 포함한다. 면담에 응한 모든 미술치료사는 그들의 독립을 언급하며 학생들이 미술치료실에서 가능한 한 독립할 수 있도록 하는 것이 목표라고 강조했다. 이 경험은 그들 일상에서 통제력과 능력을 향상시킬 수 있다.

미술치료실에서 이러한 독립성은 치료의 주요 과제로 강조되었다. 미술치료사들은 독립성과 의존성 사이의 연속선상에서 적절한 위치를 찾고, 학생들의 변화하는 상태에 따라 입장을 조정하기가 어렵다고 설명했다. 학생들과 신체적 접촉의 양과 작업 중 지원의 양은 독립성 정도의 결과이다. 이 문제는 미술치료사가 학생들에게 허용하는 독립성의 정도가 시각장애와 역전이, 의존과 독립이라는 개념의 뜻하는 바에 따라 달라질 가능성이 높기 때문에, 많은 생각과 감독이 필요하다. 또 다른 문제는 치료 속도이다. 이는 학생들이 미술매체에 접근할 수 있어야 하고, 그들에게 내재된 가능성을 확인하도록 도와야 하기 때문에 상대적으로 느리다. 많은 치료사들은 또한 시각장애 및 중증시각장애의 경험을 이해하는 데 있어 그들 어려움과 유사한 환경에 자신을 놓으려는 시도를 다루었다.

미술치료사들은 이 학생들을 위한 다양한 개입도 설명했다. 그들은 미술치료실을 이 집단에 맞게 조정하고 학생들에게 이를 알 수 있는 충분한 시간을 주는 것이 중요하다고 강조했다. 이는 다른 학교 학생들과 함께 있을 때 특히 복잡하다. 미술치료사는 다른 학생들에게도 적합한 치료실을 구성해야 하기 때문에, 한 명 이상의 시각장애 학생들과 함께 작업할 때 더욱 그렇다. 또한 그들이 독립성을 획득하도록 돕기 위해서는 의존성과 독립성의 변화하는 요구에 민감한 발달적 접근이 필요하다. 특히 점토 작업은 시각장애가 있는 학생들에게 매우 적합하다. 또 정해진 범위 내에서 작업하거나 접착제와 스티커를 사용하면 이 학생들이 그림을 그리는 데 도움이 될 수 있다. 미술치료는 축소 모형을 만들어 이러한 학생들이 표현하기 어려운 개념을 전달하는 데 도움을 줄 수 있다. 학생들은 집단미술치료를 통해 사회적으로 상호작용하고 경험을 공유할 수 있게 된다. 다른 지역의 정규적으로 등록된 시각장애 학생들을 위한 방과 후 집단치료의 틀은 중요하고 강조되었다. 마지막으로, 미술치료사들은 작업하는 동안 구두 개입의 중요성을 주장했는데, 이는 학생들이 경험을 명확히 하고, 매체 사용하는 방법을 이해하며, 치료사가 다른 양상으로 인식하는 것을 보는 경험을 정신화하도록 도왔다.

참고문헌

Benjet, R. The no-fail method of painting and drawing for people who are blind or visually impaired. American Journal of Art Therapy, 1993;32(1):22-5.

Berbrier, J. Mental imagery and dreams: art therapy with visually impaired adolescents(Doctoral dissertation). Concordia University; 2002.

De Montmollin, D. The barbotine game-challenge of creativity. Editions la Revue de la ceramique et du verre. Decker Snoeck; 2010.

Herrmann, U. A Trojan horse of clay: Art therapy in a residential school for the blind. The Arts in Psychotherapy 1995;22(3):229-34.

Klein, M., Regev, D., & Snir, S. Using the clay Slip Game in art therapy: A sensory intervention. International Journal of Art Therapy 2020;25(2):64-75.

McMath, S. An art therapy approach: Children who are blind and hypersensitive to touch(Doctoral dissertation). Concordia University; 2005.

Rubin, J. Child art therapy: Understanding and helping children grow through art. Van Nostrand Reinhold; 1978.

Weiss, R., & Rocco, G. Art therapy. In E. Trief (Ed.), Working with visually impaired young students: A curriculum guide for birth-3 year olds. Charles C Thomas Pub Limited; 1992. pp. 117-33.

이 장에 기여한 미술치료사 소개

테힐라 카하나(Tehila Cahana), 미술치료사(M.A.), 미술 교사로 6년, 미술치료사로 교육계에서 5년간 근무했다. 지난 2년간 특수유치원에서 시각장애 아동 대상으로 미술치료를 했다.

치피 에크스타인(Tzipi Ekstain), 미술치료사(M.A.), 교사로 20년, 미술치료사로 12년간 근무했다. 시각장애 학생을 위한 미술치료사로 6년간 일했다.

미레이유 그로너(Mireille Gronner), 미술치료사(M.A.), 감독관, 시각장애 학생을 위한 특수학교에서 15년간 미술교사로 일했고, 같은 학교에서 미술치료사로 14년간 근무했다.

히암 카스키아(Hiam Khaskia), 미술 치료사(M.A.), 감독관, 교육계에서 미술치료사로 17년간 근무했다. 지난 몇 년 동안 시각장애 청소년 대상으로 미술치료를 했다.

미키 클라인(Miki Klein), 미술 치료사(M.A.), 시각장애 학생들을 위한 특수학교에서 1년간 근무했다.

셸리 메로즈(Shelly Meroz), 무용 및 동작치료사(M.A.), 감독관, 교육계에서 21년간 근무했다. 지난 9년간 시각장애 학생들과 함께 하는 미술치료사와 교직원을 위한 다학제 팀에서 감독관으로 일했다.

메이탈 셀라(Meytal Sela), 미술치료사(M.A.), 14년간 시각장애 학생 특수교사로 일했고, 지난 4년간 미술치료사로 근무했다.

Yehudith Tal(Tuaf), 미술치료사(M.A.), 감독관, 10년간 미술 교사로 일했고, 지난 20년간 교육계에서 시각장애 학생 대상으로 미술치료를 했다.

넷

소개

자폐스펙트럼장애(Autism Spectrum Disorder: ASD)는 고기능에서 저기능까지 연속적으로 나타나는 평생 지속되는 질환이다(Van Lith et al., 2017). 자폐스펙트럼장애 학생의 특성은 다양하지만 사회적 상호작용의 어려움, 특정 형태의 정보 처리, 강박적이고 상동적인 행동, 군중 및 일반적으로 소리, 냄새, 촉감과 같은 매체 자극에 대한 높은 민감성 등을 포함한다(Epp, 2008; Schweizer et al., 2014).

이 장에서 면담한 모든 미술치료사는 자폐스펙트럼장애 진단을 받은 학생이 각각 다르며 일반화하기가 매우 어렵다고 강조했다. 스티븐 쇼어(Stephen Shore) 박사는 "자폐증을 가진 사람 한 명을 만났다면, 자폐증을 가진 사람도 한 명 만난 것이다"라고 언급했다. 이러한 차이는 연령과 기능 수준뿐만 아니라 자폐스펙트럼장애가 각 개인에게 발현되는 특정 방식과도 관련이 있다. 의사소통 수준에서도 언어를 사용하는 학생과 언어가 거의 없는 학생(때로는 대체지원을 통해 의사소통)과 소통이 이루어지는 구체적인 방식에 상당한 차이가 있다. 예를 들어, 반향어가 있는 학생의 경우, 어떤 내용이 자신의 진정성 있는 표현과 관련이 있고, 어떤 내용이 반복과 관련이 있는지 다른 사람이 판단하기 어려울 때가 있다.

Schweizer 등(2014)은 네덜란드의 미술치료사 5명 가운데 1명 그리고 미국의 미술치료사 6명 가운데 1명은 자폐스펙트럼장애아를 치료한 경험이 있다고 보고하였다. 그들은 자아상, 자기표현, 유연성, 사회적 의사소통 및 학습 기술과 관련된 문제로 자폐스펙트럼장애아들이 미술치료를 받는 경우가 많다고 제시했다. 또한 미술치료사와 의사소통은 그들이 변화를 자극하기에 안전한 장소로 묘사했다(Schweizer et al., 2014). 저명한 자폐증 연구자인 템플 그랜딘(Temple Grandin)은 자신의 실제 경험을 논의할 때 미술치료가 일반적으로 자폐증과 관련된 감각 문제를 해결할 수 있다고 주장했다. 그녀의 자서전 『나는 그림으로 생각한다, Thinking in Pictures』는 자폐스펙트럼장애가 있는 사람들이 어떻게 "그림으로 생각"하는 경향이 있는지를 강조한다. 책은 1995년에 출판되었고 2008년에 수정하여 재출간 되었다.

여기서 면담한 미술치료사들은 더 느린 속도로 펼쳐지며, 각 학생의 요구에 맞게 맞춤형 치료를 통해 그들 신뢰를 얻고 접촉하는 방법을 설명했다. 이는 주로 이 학생들이 낯선 것에 대한 두려움 때문이기도 하지만, 미술치료실에서 사용할 수 있는 창의적인 매체와 그들에게 내재된 가능성을 제시하고 사용하기 위한 최선의 방법에 시간과 생각을 투자하는 미술치료사 측의 필요성 때문이다. 한 피면담자는 이러한 학생들의 놀이 공간 감각이 손상되었기 때문에, 구체적이고 상징적인 문제가 미술과 대화 모두에 스며드는 방법을 제안했다.

미술치료의 치료 목표

자폐스펙트럼장애 학생의 미술치료는 다른 사람과 의사소통 및 연결을 발전시키는 데 주안점을 둔다. 이런 점에서 미술은 자기표현을 촉진하고 언어표현의 가교 역할을 할 수 있는 또 다른 언어로 간주된다. Van Lith 등(2017)이 실시한 설문 조사에 따르면, 대부분 미술치료사의 주요 목표가 사회적 기술 개발이라고 보고했다. 그럼에도 불구하고 한 미술치료사는 의사소통과 다른 사람과 연결이 매우 중요하지만, 이 학생들이 자신의 진정한 욕구를 개발하고 다른 사람에게 덜 의존하도록 돕는 일도 똑같이 중요하다고 주장했다. 이러한 학생들의 핵심치료를 위한 노력은 상대방에게 접촉과 의존하지 않고 참여하는 방법으로 나타났다.

Van Lith 등(2017)에 따라 정의된 또 다른 중요한 목표는 행동 규제다. 한 피면담자는 저기능 학생들과 함께하는 학교에서 주로 불안감 때문에 학생들이 다른 사람을 해치는 사례도 관찰했다고 언급했다. 그녀는 각 학생을 조절하는 방법을 찾는 데 많은 관찰과 조율이 필요하지만 미술치료의 한 가지 중요한 목표는 이완이라고 강조했다.

Schweizer 등(2014)은 미술치료에서 자폐아와 작업을 시작할 때 나타날 수 있는 경직성을 언급했다. 이는 유연성과 탐구의 어려움이 특징이며, 미술매체와 구체적인 접촉으로 창작과정에서 만들어지는 반복적인 이미지를 통해 관찰할 수 있다. 치료에서 이러한 문제를 해결하려는 시도는 분명히 치료 목표가 될 수 있다. 한 피면담자는 특히 경력 초기에 미술치료사들이 이러한 학생들의 경직성에 대해 그들 입장에서 엄격한 접근방식으로 대응할 수도 있다고 지적했다. 그녀에 따르면, 학생과 유연하고 부드럽게 상호작용하는 정반대의 접근법을 사용해야 한다고 주장한다. 또한 미술매체와 접촉은 가능성의 범위를 확장할 수 있으며, 다양한 형태의 접촉과 질감에 대한 경험을 통해 일부 자폐스펙트럼장애 학생들에게 존재하는 감각조절 문제를 해결하는 데 도움을 줄 수 있다. 한 미술치료사는 개인 경험이나 작품에 대한 반응에 대해 학생과 대화하는 데 특정 시간을 할애하여 치료 회기 내에서 구두 의사소통을 확장하기 위해 어떻게 작업하는지 설명했다. 그녀는 이 접근법이 학생들의 공유와 말하기 능력을 향상시킨다고 한다.

상상력과 추상적 사고력의 명백한 부족이 자폐증의 세 가지 주요 결핍 가운데 하나를 구성하지만, 역설적으로 대부분 미술치료사들이 가장 적게 언급하는 것이다(Martin, 2009). 한 미술치료사는 미술매체를 가지고 놀고 창조하는 능력과 미술 작품 이후 담론 측면에서 학생들의 상징적 공간감각을 개발하는 것이 핵심 목표라고 제시했다.

또 다른 주안점은 정서적 공간 개발이다. 한 피면담자는 많은 경우 이러한 학생들에게 감정을 알고, 인정하고, 표현하는 개념화가 나타나지 않았다고 설명했다. 자폐스펙트럼장애 학생에게 감정은 신체 감각으로 식별된다. 감정이 표현되지 않기 때문에 치료사는 이해하지 못하고 비온(Bion)이 "무지의 장소"(1994)라고 부르는 곳에 있다. 치료사는 경험을 분석한 다음 학생의 감정을 식별하고 개념화해야 한다. 그녀에 따르면, 공유된 경험은 해석보다 학생에게 더 도움이 되는 새로움을 만들어낼 수 있다. 비온은 이 학생들 각각 서로 만나고 싶어 하는 영혼을 가지고 있다고 은유적으로 표현했다. 그러기 위해서는 치료사가 기꺼이 알 수 없는 위치에 있어야 하며, 조직하고, 요구하고, 이해할 필요성을 포기해야 한다고 제안했다.

　Schweizer 등(2014)은 이러한 학생들 자존감을 높이는 목표에 대해 논의했다. 이 목표는 자신의 환경을 더 잘 인식하고 자신과 다른 학생들과 다른 점을 식별할 수 있는 고기능 및 고학년 학생들과 더 관련이 있다. 한 미술치료사는 자폐증에 대해 수많은 질문을 던진 고기능 자폐스펙트럼장애 학생을 묘사했다. 그는 자신이 장애를 가진 이유를 알고 싶어 했다. 미술치료 목표는 자폐증을 가진 사람으로서 변화하는 그의 정체성을 관찰하고, 그 장애와 의미를 인식하는 자기옹호를 위한 증진이었다.

　교육체계 내에서 구체적인 주안점으로 등장한 또 다른 문제는 틀 간의 전환과 관련이 있다. 이 학생들은 삶의 변화에 대처하기가 어렵기 때문에 그러한 변화는 많은 준비, 동반 및 사고가 필요하다. 예를 들어, 1학년 학생들과 함께하는 미술치료사는 이 학생들이 새로운 학교 제도에 적응하도록 돕는다. 반면, 졸업생은 치료사가 그들 학창 시절을 검토 및 정리하며 졸업 후 생활(취업, 기숙사 생활 또는 기타 환경)로 전환을 정서적으로 준비하도록 돕는다.

도전

　피면담자들은 각 학생에게 가장 적합한 의사소통 경로를 찾기가 핵심 과제라고 강조했다. 그들 관점에서 자폐스펙트럼장애를 가진 각 학생은 스스로 이해하고 치료해야 하는 전체 세계를 나타낸다. 따라서 한 학생과 상호작용에서 경험한 일은 다른 학생으로 이전하거나 적용할 수 없다. 개별 학생의 기술, 능력 및 어려움은 적절한 개입을 개발하기 위해 세심한 관찰을 필요로 한다. 기능이 낮은 학생들과 함께 함께하는 한 피면담자는 그들을 위한 미술치료 의미를 더 잘 정의하기 위해 끊임없이 도전하고 있다고 말했다. 치료하는 동안 그들 안에서 실제 내부에서 무슨 일이 일어나고 있는가? 그들에게 관심이 있고 없고는 무엇인가? 미술치료는 그들에게 어떤 의미가 있는가?

　강력한 치료 동맹을 만드는 일은 치료 과정에 필수적이다. 자폐스펙트럼장애 학생들이 유대감을 형성하기 어렵다는 점을 고려할 때, 이는 역설적이다(Evans & Dubowski, 2001). 한 피면담자는 특히 학생들이 지속적으로 의사소통을 해야 하는 교육체계 내에서, 학생들을 거품 밖으로 끌어내기를 원하는 것과 그들의 요구를 이해하는 것 사이에서 그녀의 신중한 행동을 묘사했다. 그녀는 비록 자폐증 거품에 남아 있는 것이 관계와 치료 동맹에 영향을 미치지만 이러한 압박이 존재하지 않는 미술치료실의 보호 공간에 대한 이점을 강조했다. 또한 그녀는 단순한 대상이 아니라 학생을 위한 대상 범위가 항상 명확하지는 않다고 언급했다.

질서와 조직의 필요성과 이러한 학생들을 위한 변화와 전환의 어려움은 특히 지속적인 역동과 제약이 있는 학교 환경에서 치료 환경의 구조화를 매우 어렵게 만들 수 있다. 미술치료실 내에서도 미술치료사들이 이 주제를 다루는 일은 쉽지 않다. 여기에서 면담한 미술치료사들은 학생들이 매주 색깔이나 상징에 따라 미술매체를 강박적으로 배열하는 방법에 대해 이야기했다. 한 치료사는 자폐스펙트럼장애인으로서 자신의 성장하는 정체성에 대해 풍부하게 이야기한 고기능 학생을 설명했다. 동시에 매 회기마다 올라오는 내용이 반복되어 이전 회기 처리가 영향을 주었는지 파악하기 어려웠다고 덧붙였다.

Osborne(2003)은 미술치료사가 자폐스펙트럼장애 학생들 행동문제를 인식하고 치료적 입장을 희생시키면서 교훈적 입장을 취하는 것을 피해야 한다고 경고했다. 이러한 행동에는 특히 외부 압력에 대한 반응으로 자신이나 다른 사람에게 신체적 해를 입힐 수 있는 분노폭발이 포함될 수 있기 때문이다. 교육체계 내에서 미술치료사들은 미술치료실 밖에서도 일어나는 이러한 상황을 인지하지 않을 수 없다. 이는 미술치료실에 침투해 치료적 사기(士氣)의 온전성을 위협한다며 많은 미술치료사들은 답답함을 드러냈다. 부적절한 행동은 교사와 충돌로 이어질 수 있다. 특히 미술치료사가 좀 더 포괄적이고 온화한 접근 방식을 취할 때 더욱 그렇다.

많은 미술치료사는 자신이 존재하지 않거나 학생들이 관심이 없다고 느끼는 경우가 많다고 언급했다. 자폐스펙트럼장애 학생은 단절되어 있거나 자신에게 몰두하는 것처럼 보인다고 설명했다. 다른 경우에는 끝없이 세부사항으로 표현할 수 있으며, 때로는 말하는 내용을 듣거나 이해했다는 어떠한 징후도 제공하지 않는다고 묘사했다. 또한 끝없는 질문으로 나타날 때도 있고, 간혹 미술치료사가 대답할 자격이 없는 것들에 대해서도 있다. 때때로 불필요한 느낌은 치료사에게 도전을 제기한다. 그들은 학생들에게 자신의 어떤 이야기도 전혀 영향을 주거나 흥미를 주지 않을 수도 있음을 알게 된다. 저기능 학생들은 더 큰 관심 부족을 보이는 경향이 있다. 한 미술치료사는 자신의 감정을 설명하기 위해 '공허함'이라는 단어 사용까지 했다. 또 다른 내담자는 그와 치료사가 함께 한 모든 작품을 덧칠하여 그녀를 '지운' 상황을 묘사했다. Alvarez 등(1999)은 치료사가 이러한 감정을 무시해서는 안 되며, 오히려 치료사에게 지루함, 불안 또는 절망을 유발하더라도 그들과 집중적인 상호작용을 해야 한다고 주장했다. 한 피면담자는 모든 학생이 건강한 측면, 즉 소통과 연결을 원하는 마음의 일부를 가지고 있다는 태도를 취해야 한다고 제안했다. 그녀가 미술치료에서 찾고 원하는 바도 바로 이러한 양상이다.

개입 기법 및 전용 작업 모델

감각조절의 어려움을 다루는 방법

많은 자폐스펙트럼장애 학생들은 접촉에 과민하거나 민감하다. 일부 미술매체는 모델링 재료 및 다양한 유형의 점토와 같은 촉각 과민성의 결과로 과도한 자극을 줄 수 있다. 매체에 대한 간접 탐색과 같은 사전 미술활동은 도움이 된다. 예를 들어, 플라스틱 지퍼백에 점토를 넣으면 학생이 지퍼백의 완충재 역할로 점토를 만질 수 있다. 이를 통해 실제 직접 접근 없이도 재료의 기본 특성을 탐색할 수 있다(Alter-Muri, 2017). 자폐스펙트럼장애 학생이 흥분하거나, 좌절하거나, 참여하지 않을 때, 미술치료사는 만다라 그림을 사용하여 중심을 잡고, 진정시키는 장치 역할을 하도록 권장할 수 있다(Gazeas, 2012).

여기서 면담한 미술치료사들은 학생 개개인의 특정 조절 양상 주의에 대한 중요성을 주목했다. 때로는 미술매체를 다른 방식으로 제시하거나 방이나 탁자에서 자극을 줄여도 학생이 창작 과정에 더 잘 들어가도록 도울 수 있다. 한 피면담자는 스스로 구아슈를 만들고 매번 모든 색상을 넣어야 하는 학생에 대해 설명했다. 먼저 그는 물감 튜브를 끝까지 눌러서 압력과 물감의 양을 조절하기가 어려웠다. 시간이 흐르면서 미술치료사의 개입을 통해 그는 적절한 양의 물감 짜는 법을 배웠다. 또 다른 치료사는 매니큐어를 바르는 학생을 제시했다. 이 학생은 강한 냄새가 필요했기 때문에 집에서 이 매니큐어를 가지고 왔다. 미술치료사는 매니큐어 냄새가 학생이 집에서 느끼는 편안함을 준다고 보았다.

한 미술치료사는 그들의 비결정화 영역은 비결정화된 창의적 재료로 대응해야 한다고 제안했다. 예컨대, 그녀는 각각 숟가락이 있는 작은 그릇에 핑거 페인트를 제공한다. 의도된 연관성은 일차적이고 아마도 먹이와 관련이 있을 수 있다. 각 학생에게는 작업할 보드지가 주어진다. 여분의 액체를 흡수할 수 있는 수건을 보드지 아래에 놓는다. 차례로 치료 회기에서, 모래, 물, 점적기 또는 기타 재료를 제공할 수 있다. 이러한 유형의 미술매체는 매우 감각적이며 작품은 미술 작업보다 덜 중요하다. 그녀에 따르면, 미술치료사의 역할은 병에 담긴 액체든, 상자나 그릇에 담긴 작은 종이 조각이든, 그 방에서 일어나는 작업을 모두 담는 일이다. 일단 학생들이 기본 재료로 작업을 구성할 수 있게 되면 구아슈 또는 반죽과 같은 작품을 만드는 재료로 넘어갈 수 있다. 즉, 전환은 점진적인 발달 진행에 해당한다. 이러한 유형의 예술 작품 내에서 발달적 전환의 한 가지 예는 다른 작품의 인식이다. 가령, 한 학생은 작은 인형을 물감과 물 안에 빠뜨렸다. 치료사는 인형 하나를 가져다가 인형이 그녀의 물건이며, 빠뜨려서는 안 된다고 설명했다. 그렇게 함으로써, 그녀는 그의 물건과 그의 통제 하에 있는 물건과 다른 누군가의 물건 사이의 경계에 주의를 끌었다.

반복성 다루기

학생이 규칙을 지키고 불안과 함께 일어나는 반복성과 의식을 덜 필요하도록 돕기 위해 일부 피면담자는 회기마다 동일한 설정과 일정한 시간을 유지해야 한다고 주장했다. 이런 식으로 미술치료실은 정돈된 상태를 유지하고, 학생들은 실제 회기마다 무엇을 기대해야 하는지 알 수 있다. 또한 일부 미술치료사는 회기에서 불안 조절을 돕기 위해 활동 순서를 계획한다고 언급했다. 동시에 반복성 수용의 중요성도 피력했다.

Alter-Muri(2017)는 숫자 9를 반복적으로 그리고 싶어 하는 자폐스펙트럼장애 학생 사례를 다루었다. 그녀는 학생에게 숫자가 포함된 예술 작품을 보여주었다. 서서히 그는 숫자 자체보다 배경에 더 집중하기 시작했다. 숫자를 그려서 작품을 시작할 수 있는 가능성을 확인함으로써 그는 자신의 표현을 확장할 수 있었다. 한 미술치료사는 유명 작가들 작품을 그들에게 소개하고, 함께 공통적인 특징을 찾으면서 작품에 의미를 부여하는 방법이 중요하다고 강조했다. 많은 미술치료사는 학생이 흥미를 느끼는 출발점에서 창의적 여정을 시작하는 데 대한 중요성을 이야기했다. 예를 들면, 학생이 비행기에 관심이 있고, 매주 같은 비행기를 그리는 경우다. 그 출발점은 비행기가 제시되는 방식을 확장하고, 나중에는 더 많은 비행기를 생산하여 표현을 풍부하게 하면서, 그들의 창작 동기를 유지하는 일이다. 다른 피면담자는 창작의 가능성을 확장하기 위해 그들이 작업하는 방식에도 개입이 필요하다고 언급했다. 가령 더 넓은 붓을 제안하거나 이젤에서 작업하거나 다른 크기의 종이를 사용하거나 또는 2차원에서 3차원 이미지로 전환하는 등이 있다.

한 피면담자는 치료 초기에 자폐스펙트럼장애 학생의 손을 잡고 무엇을 어떻게 그려야 하는지 정확히 알려주고 부정확할 때 교정한 사례를 설명했다. 그녀에 따르면, 자신의 손을 사용함으로써 학생이 안심할 수 있었다고 느꼈다. 시간이 지나면서 학생은 인물 작업을 계속했지만 나중에는 인물에 이름이 주어졌고 감정이 연관될 수 있었다. 학생은 그녀에게 자신만의 방식과 속도로 자신의 세계를 보여주었다.

작품을 다른 양식(놀이, 움직임)과 결합

한 미술치료사는 미술 작업을 통해 학생들의 상징적 놀이가 어떻게 확장될 수 있는지 설명했다. 그녀는 학생을 위한 특정 유형의 놀이 의미를 이해하려는 시도로 시작하여 확장을 제안한다. 예컨대, 한 학생이 반복적으로 자동차를 가지고 놀았다. 그녀는 학생의 사적 공간이 될 자동차를 위한 차고 만들기를 제안했다. 내용은 학생에게서 나왔고, 치료사는 경험을 확장하는 미술매체를 제공했다.

또 다른 미술치료사는 학생들이 회기 중에 돌아다닐 수 있도록 의도적으로 넓은 미술치료실에서 작업한다고 언급했다. 그녀는 작은 방에서 작업할 때 일부 학생들이 자신이 갇혔다고 느낀다는 인상을 받았다고 지적했다. 이는 방 안을 돌아다니는 학생을 묘사하며 그녀는 학생들이 자신을 조절하는 데 도움이 된다고 언급했다. 다른 미술치료사들은 재료에 대한 선택의 폭이 매우 넓어야 하고, 미술매체를 넘어서야 하며, 치료사가 유용하다고 생각하는 악기, 인형, 후프 또는 기타 장비를 포함해야 한다고 강조했다.

그림 그리기를 개발 도구로 사용

Martin(2008)은 그림 그리기가 학생 발달을 위한 도구로 사용될 수 있는 방법에 대해 논의했다. 첫 번째는 그림의 발달 단계 촉진이다. 학생들이 낙서에서 전도식화 및 도식화로 이동하는 등 발전된 기술을 습득함에 따라 자신을 표현하는 능력이 향상된다. 두 번째 초상화는 십대와 함께 사용할 수 있다. 그림 그리는 동안 모델을 관찰하면 감정 상태의 변화도 관찰할 수 있다.

만화 또는 기타 창의적인 방법으로 이야기 전달

미술치료사는 학생들(보통 고기능 학생)에게 연재만화를 그리도록 요청할 수 있다. 이와 같은 작품은 실용언어 능력이 어려운 아동들에게 표현의 수단이 될 수 있다. 그들은 자신의 창조적인 작업을 보고 반영할 때 개인적인 경험을 통합하면서 지적 또는 정서적으로 투자할 수 있다. 미술치료사는 또한 학생이 경험하고 있는 데 대한 통찰력을 얻을 수 있으며, 이는 구두 경로를 통해서는 쉽게 얻을 수 없다(Epp, 2008).

사회화 문제를 해결하기 위해 미술치료에 접목될 수 있는 또 다른 과제는 사회적 상황이야기(Gazeas, 2012)라는 행동수정기법이다. "사회적 상황이야기는 마주칠 수 있는 특정 사회적 상황과 그 상황에서 마주하게 될 사회적 자극에 대한 적절한 반응을 묘사하는 짧은 구조화된 이야기다"(Scheuermann & Webber, 2002, p. 214).

예컨대, 키에런(Kieran)은 학교 버스를 타고 내릴 때 파괴적인 행동을 보인다....키에런의 상황이야기 목표는 버스 타기다. 이 상황에서 키에런이 겪게 될 사회적 자극은 또래들과 줄을 서고, 가방을 메고, 코트를 입고, 버스에 손과 발을 혼자 유지하고 앉아 있기 등이다. 목표는 키에런이 버스에 타기 전에 자신의 사회적 상황이야기를 읽는 일이다. 사회적 상황이야기는 2-5개의 문장으로 구성되며, 키에런 관점에서 쓰여진다. 세 가지 유형의 문장이 포함된다: 1) 서술형 문장은 사회적 맥락에 대한 정보를 제공한다. 2) 지시문은 학생에게 무엇을 해야 하는지 알려준다. 3) 원근법 문장은 상황에 관한 개인감정을 묘사한다(Gazeas, 2012).

시각적 일기

한 미술치료사는 학생들이 만든 시각적 일기를 다루었다. 미술치료사와 학생들은 종이 수, 크기, 포함할 종이 유형(다른 색상 및 질감)에 따라 형식을 선택한다. 그들은 일기 쪽들을 함께 꿰매고, 각 회기 동안 일기에서 두 쪽을 작업한다. 학생들은 자르기 및 붙여넣기를 포함한 창의적인 기법을 조합하여 작업할 수 있다. 일기는 회기에 대한 규칙적인 절차를 설정하여 불안 수준을 낮출 수 있다. 규정과 유지하는 설정 내에서 작업은 자유롭게 진행할 수 있다. 일기에서 모든 것을 변경할 수 있으며, 같은 종이를 반복해서 사용할 수 있다. 학생이 작성하거나 미술치료사가 제시한 글귀도 포함할 수 있다. 전체 치료 과정은 일기에 기록되어 연속성을 유지하는데 도움을 주며, 시간을 앞뒤로 이동할 수 있다. 또한 일기는 작업을 개별화 하거나 특정 기법이나 자료 또는 노래나 주제와 같이 치료사가 제시한 내용을 포함하는 집단 설정에서도 적합하다. 코로나19 봉쇄 기간 동안, 학생들은 일기를 집으로 가져가 줌(Zoom) 또는 대면으로 계속 작업했다. 연말에는 서로에게 그림 그리기 또는 글쓰기로 구성하거나, 중요한 사람이 일기에 뭔가를 쓰도록 요청할 수 있는 일기를 통해 폐막식을 개최할 수 있다. 일기는 치료를 마무리하는 데 도움을 주었다.

공동화

텔하이 대학(Tel Hai College)의 샤론 스니르(Sharon Snir) 교수는 자폐스펙트럼장애아와 함께 작업하는 미술치료의 기여에 대해 수행한 연구(Regev & Snir, 2013)에서 일부 미술치료사들은 자폐스펙트럼장애아와 공동화 사용에 관한 중요한 문제를 제기했다. 그들은 한 화지의 공동 작업이 두 학생이 서로 관련되어야 하는 상황에서 함께 모이게 되고 이는 대인관계를 장려한다고 언급했다. 공유된 공간은 미술치료사가 무언가를 만들고, 그들이 자신의 그림 표현의 이야기를 확장하도록 초대하는 모델링 기회를 제공할 수 있다. 그러나 피면담자 가운데 일부는 그들이 친밀감을 경계하고, 분리의 필요성 때문에 화지 한 장에 함께 작업할 수 없는 상황을 설명했다. 피면담자들은 상호주의와 관찰을 통해 협력을 구축하려고 시도했지만, 결국 두 장의 별도 화지로 이 문제를 해결했다. 이러한 방식으로 각 학생들은 친밀한 공유의 위협 없이 분리된 공간이 제공하는 보호된 한계 내에서 화지에서 상대방에게 주의를 기울일 수 있었다.

이 집단과 공동화의 광범위한 사용은 미술치료사마다 다른 형태를 취한다. 때로는 공동화가 공개되어 대화를 허용하는 반면, 다른 경우는 미술치료사가 학생과 접촉하기 위한 특정 개입(예: 공동의 구불구불한 부분)을 제시한다. 한 미술치료사는 이러한 공동화를 그리는 동안 학생들은 적응하는 법을 배우고 일관성 있는 그림을 만든다고 언급했다. 또 다른 미술치료사는 그녀가 함께 그림을 그려야 하고, 창의적인 과정에 참여하거나 다른 환경에서 인내할 수 없었던 학생에 대해 이야기했다. 세 번째 치료사는 별도의 종이에 학생 근처에서 만들거나, 학생의 작품과 관련된 다른 주제를 그릴 수 있는 가능성을 언급했다. 또한, 이를 학생과 상의한다고 제시했다. 그리고 치료사가 만든 이미지들은 오려낸 다음, 학생이 이미지를 사용할지 여부와 붙여 넣을 위치를 결정할 수 있도록 건네줄 수 있다. 마지막으로 한 피면담자는 '함께'를 강요하지 않는 데 대한 중요성을 강조했다. 그녀에 따르면, 미술치료사는 궁극적으로 예술작품에 통합될 수 있을 만큼 참여하고 반응해야 한다고 주장한다.

개방형 작업

한 미술치료사는 기능이 중등도에서 경증의 자폐스펙트럼장애 학생을 위한 특수학교에서 작업 치료사와 함께 운영하는 개방형 작업에 대해 설명했다. 그들은 창의력을 이끌어내기 위해 작업실을 구성하는 방법에 대해 논의했지만 너무 많은 자극으로 학생들을 압도하지는 않았다. 또한 각 학급에서 한 명씩 총 6명의 학생을 모집했는데 대부분 예술과 관련이 있거나 교사가 미술매체와 만남을 통해 이익을 얻을 수 있다고 생각한 학생들이었다. 그들은 한쪽 구석에 표준 재료(구아슈, 모델링 점토, 연필, 물감 등)와 다른 구석에 가변 재료(자연 재료, 모든 종류의 오브제 등)로 대리석 표면에 미술매체를 배열했다. 매주 그들은 교실에서 학생들을 모았다. 이는 그 자체로 학생들이 문을 두드리는 법을 배우고, 집단원에게 함께 가자고 요청하는 법을 배우도록 격려했다. 회기 시작과 끝은 탁자

주위에서 함께 보냈다. 그러나 대부분 회기에서 작업은 자유로웠으며, 학생들은 개인 창작 작업을 위해 공유 탁자나 별도 영역에서 작업할 수 있었다. 그리고 미술치료사는 학생들 사이에 나타나는 의사소통에 대해 묘사했다. 그들은 형태와 색채를 통해 집단원들의 작업을 관찰하고 처리하는 방식을 표현했다. 학생들은 말 그대로 서로를 연구하고 작품에 구현했다. 각 회기가 끝날 때마다, 집단 촉진자는 학생들이 참여한 과정의 심층적인 관찰을 날카롭게 하는 경험에 대한 소감과 기록하는 시간을 가졌다.

집단미술치료

자폐스펙트럼장애 학생을 위한 집단미술치료는 다른 환경에 일반화할 수 있는 사회적 기술 향상과 친구 관계를 형성할 수 있는 상당한 잠재력이 있다(Epp, 2008). Epp(2008)는 자폐스펙트럼장애를 가진 여섯 명의 참가자를 위한 집단치료를 진행했다. 만남은 여러 부분으로 나뉘었다. 먼저, 집단은 다과를 먹기 위해 모였다. 그 다음 집단 회기 전, 각 학생의 하루와 관련된 사건에 대한 질문을 포함하여 10분간 구조화된 집단 토론을 가졌다. 이어 일반적으로 집단원 간 상호작용이 필요한 30분의 안내와 마지막으로 창작 및 놀이를 위한 20분의 자유 시간이 이어졌다. D'Amico 와 Lalonde(2017)도 여섯 명 자폐아 집단치료를 했다. 미술치료사들은 학생들이 협력하고 집단 응집력을 형성할 수 있도록 다양한 활동을 고안했다. 하나는 신문, 테이프 및 끈을 사용하여 탑을 쌓도록 격려했다. 그 다음에는 집단 활동의 긍정적이고 즐거운 측면뿐만 아니라, 도전 과제를 포함한 함께 작업한 경험에 대해 토론을 가졌다.

한 피면담자는 집단 활동 가운데 공동 공간 구축에 대해 설명했다. 이 공간 내에서 각 학생은 항상 개인 공간을 가지고 있다. 작품은 개인 공간과 공동 공간을 번갈아 가며 학생들 놀이 참여 능력을 확대하기 위해 노력한다고 제시했다. 또 다른 치료사는 자폐스펙트럼장애 학생 집단에서 학생들이 방에 흩어져 있지만 여전히 자신의 무언가를 표현한다고 지적했다. 집단 관점에서, 그녀는 집단 목소리뿐만 아니라 각 학생 목소리에 주의를 기울이는 것이 더 중요하다고 강조했다. 회기에서 집단 개념이 제안되는 방식은 이 집단에 국한되며, 치료사의 이해와 노력이 필요하다. 치료사의 친숙한 얼굴과 만남은 학생들 의사소통의 범위를 넓히는 데 도움을 주었다.

특수학급 미술치료 모델

자폐스펙트럼장애 학생을 위한 특수학급 수업은 보통 소규모이기 때문에, 담임교사와 조교는 집단 활동에 참여할 수 있다(1장 참조). 한 미술치료사는 이 형식이 특히 교직원이 도전행동이 있는 학생에게 매우 엄격한 교육적 입장을 취하는 반면, 미술치료사는 학생 행동의 역동적인 의미를 더 잘 이해하려고 노력하는 경우 유용하다고 언급했다. 이 모델은 각 행동을 심층적으로 관찰하고 이해할 수 있도록 교직원을 함께 초대한다. 정서적 접근 작업은 교실 환경에서 미술매체 사용으로 구성한다. 미술치료사는 이러한 유형의 집단에 대한 주제를 선택할 수 있다. 예를 들어, 한 미술치료사는 학생들이 좋아하는 음악 기반으로 미술을 포함한 치료 작업에 대해 이야기했다. 가령, 기능이 낮은 집단에서 미술치료사는 학생들이 감정을 연결할 수 있는 느낌과 감각에 대한 작업을 장려할 수 있다(예: 학생들이 재료를 느끼고 천천히 발견한 다음 창조할 수 있는 미술매체가 들어 있는 촉각 상자). 그녀는 집단에서 활동을 구성하고 감정적인 부분을 반영하는 반면 담임교사와 조교는 좀 더 행동적인 측면에서 학생들을 지원한다고 언급했다. 각 회기가 끝나면 직원 대화 및 회기 요약에 시간을 할애한다.

기능이 낮은 학생들과 함께하는 또 다른 미술치료사는 약간 다른 구조를 제시했다. 회기가 시작될 때, 집단은 정규 수업 노래(수업 목표와 관련)를 듣는다. 노래는 보통 동작을 동반한다. 그 다음 여러 미술매체 보관함이 열린다. 보관함은 학생들 관심과 선호도를 충족시키고, 그 안에서 선택하고 가지고 놀 수 있다. 그녀 목표 가운데 하나는 각 학생의 정서적 측면에 교사를 노출시키는 일이다. 첫 번째 회기에서 팀은 대부분 관찰하고 개입하지 않는다. 회기 동안 미술치료사는 교사에게 학생들의 다양한 행동을 반영하는 방법을 가르친다. 이 과정은 교사가 이러한 학생들 정서적 경험을 더 잘 이해하도록 돕는다. 예를 들면, 학생이 탁자 아래에 있을 때 들어온 교사는 직접 탁자 아래로 들어갔고, 그 순간 그 자리에 있어야 할 필요성을 깨달았다. 회기가 시작될 때 직원회의에서 모든 사람은 각 학생에 대해 관찰한 내용을 간단히 설명한다. 몇 번의 회기가 끝난 후 각

직원이 두 명의 학생을 관찰하도록 할당한다. 관찰하는 동안 그들은 학생들에게 그들 행동을 반영하고 나중에 그들 감정에 대한 인식을 반영한다. 미술치료사는 학생들이 자신의 이름이 불리고, 자신이 하고 있는 일에 대한 설명을 듣고 싶어 한다고 강조했다.

부모-자녀 미술치료

유치원과 저학년에서는 부모-자녀 미술치료를 권장한다. 부모는 교육틀에 와서 자녀와 함께 치료 회기에 참여한다. 이 방법은 주로 부모와 자녀 사이의 관계와 의사소통에 중점을 둔다.

자기옹호

한 미술치료사는 주로 고기능 자폐스펙트럼장애를 가진 학생들 대상으로 한 자기옹호에 대한 작업을 설명했다. 자폐스펙트럼장애는 눈에 보이지 않는 차이이기 때문에 이 학생들은 다른 행동을 하게 만드는 원인을 파악하지 못하는 동급생(통합 교실에서)에게 오해를 받거나 거부당하는 경우가 많다. 이 학생들은 자주 급우들과 소원해진다. 이는 치료 또는 강화 수업에 가기 위해 수업을 빠지기도 하고, 사회적 상황, 유머, 다양한 관심사 등을 이해하는 데 어려움을 겪고 있음을 스스로 깨닫는 사실에서 비롯한다. 정규 학교에 통합된 특수교육 대상 학생들은 교직원이 많거나 학생 수가 적은 오후와 공휴일까지 수업 시간에 대한 특수성에 민감하다. 자기옹호는 이러한 학생들이 자신의 차이를 이해하고, 이 차이를 더 잘 인식하며 수용할 수 있도록 도와준다. 결과적으로 대부분 자폐스펙트럼장애 학생들은 더 나은 이해를 얻고, 급우와 동료들에게 더 잘 받아들여진다.

자기옹호에 대한 학생들과 함께하는 작업은 부모와 협력해야 한다. 부모는 완전한 동반자가 되어 자녀와 차이점, 진단에 대한 논의를 시작하고, 자폐스펙트럼장애를 가진 다른 개인과 연결해야 한다. 이 과정은 항상 간단하지 않다. 왜냐하면 일부 부모는 진단을 수용할 수 없어서 진단에 대해 자녀와 대화하기가 어렵기 때문이다. 그러나 진단에 대한 이야기가 자녀를 거부하게 될까 봐 더 두려운 이유도 있다. 이 과정은 다양한 환경(가정, 교육 및 치료)에서 학생 능력과 어려움에 대한 정의와 개념화에서 시작한다. 다음으로 미술치료사는 학생과 함께 좋은 기억력, 잘 발달된 상상력, 시각적 능력, 경직성과 반복성, 전환의 어려움 등 학생 고유의 의사소통 능력에 특별한 주의를 기울이면서 학생 특유의 관심/능력과 어려움/지식 영역을 정의한다. 또한 그래프나 카드 또는 미술 작품을 통해 시각적으로 묘사할 수 있다. 그리고 부모는 아동과 토론을 시작하는데, 그들은 아동 특성에 진단 표시를 붙이고, 진단에 대해 아동과 이야기한다. 부모의 개념화 후, 치료 과정 내에서 학생과 부모 모두, 자폐스펙트럼장애(모델 인형)를 가진 개인과 지인, 교사, 그리고 나머지 학급과 진단을 공유하며 점점 더 넓어지는 지도를 개발하는 작업도 시작한다. 이 과정은 개별 치료에서 수행할 수 있지만 집단 맥락 내에서도 수행할 수 있다. 집단에서 학생들 간 공통점을 관찰하는 것도 가능하다.

미술의 의미

자폐스펙트럼장애 학생들과 미술치료에서 미술매체의 기여도에 대한 연구(Regev & Snir, 2013)는 전문 미술치료사 10명이 참여해 개발한 몇 가지 핵심 사항을 제시했다. 이는 아래에 자세히 설명하고 있다.

미술-추가 의사소통 경로

대부분 피면담자는 학생들이 일반적으로 의사소통에 어려움이 있으며, 언어결핍을 동반한다고 지적했다. 그 결과, 감정 처리 능력과 토론할 수 있는 내용 영역도 제한되었다. 이러한 맥락에서 피면담자들은 미술의 창의적 차원을 소통과 자기표현이 가능한 영역으로 보았다.

미술매체-감각 활성화 수단

대부분 미술치료사들은 자폐스펙트럼장애 아동과 상징화 이전 단계에서 물, 모래, 반죽과 같은 퇴행적인 미술매체로 초기 작업의 중요성을 강조했다. 붓고 만지는 기본적인 감각은 아동의 호기심을 유발하고 감각을 활성화할 수 있다. 그 매체는 아동이 원인과 결과를 경험하고 감각을 통해 세상을 접할 수 있게 해준다.

미술 활동의 즐거움-회기 참여

대다수 미술치료사들이 설명한 것처럼 치료 회기는 본질적으로 반복적이며, 때로는 완전한 활동 부재를 특징으로 한다. 이러한 맥락에서 미술매체와 감각적 만남의 긍정적인 경험은 자폐스펙트럼장애 학생을 창의적 활동에 참여시키는 데 도움을 주었다. 그 결과 학생은 호기심과 즐거움을 이끌어내어 회기에 집중하고 지정된 공간 내 머물러 있었다.

내담자와 치료사의 관계-제3의 중재자로서 미술

내담자와 치료사가 몰입하는 미술활동은 직접적이고 대면적인 친밀감의 위협을 줄여줌으로써 그들 사이의 제3의 중재자가 된다. 미술매체는 (생물과 반대되는) 오브제로서 자폐스펙트럼장애 학생에게 위협적이지 않게 인식되며, 그것들을 다루는 데 있어 덜 불안해한다.

미술매체-자폐증 거품

미술매체의 감각적 특성, 색상, 향기, 소리 및 유형적 질감 등은 흥미롭고 매력적으로 만들어 학생들의 호기심을 유발한다. 이런 의미에서 매체는 상호작용을 장려할 뿐만 아니라 세상을 향한 창을 열고 자폐증 거품에서 벗어날 수 있는 동기를 부여할 수 있다.

통제 가능한 환경(내담자가 단순히 있을 수 있는 곳)

연필, 마커 또는 분필과 같은 매체는 자폐스펙트럼장애 학생들에게 특히 좋은 짝이라고 일부 미술치료사들은 기술했다. 그 이유는 이러한 미술매체는 수동적이고 정적인 품질로 학생들에게 안전하고 통제 가능한 환경을 제공한다. 따라서 이 방식으로 학생들은 환경에서 위협을 느끼지 않고 불안에 대처할 수 있다.

미술작품-연속성 유지

자폐스펙트럼장애 학생은 종종 상징성에 어려움을 겪는다. 이는 결과적으로 사건, 기억 또는 연상의 연속성과 같은 모든 유형의 연속성을 인식하는 능력에 해로운 영향을 미친다. 미술 활동은 작품 형태로 실제 흔적을 남기고 보존했다가 나중에 돌려받을 수 있기 때문에 연속성을 유지하는 데 도움을 준다. 미술작품은 상징성을 개발하는 데 도움이 되는 과정에서 한 회기와 다음 회기 사이의 뚜렷한 연결이 된다.

자기존재 개념의 기록

일부 면담에서 미술치료사들은 창의적 과정에서 학생들이 종이, 벽 또는 치료실에 자신의 작품 흔적을 남길 때 미술작품은 공간 내 자기존재에 대한 기록이 된다고 언급했다.

내담자의 양상 범위 확장

대다수 피면담자는 미술에서 주요 기능 가운데 하나가 추가 양상을 촉진하는 데 있다고 지적했다. 이러한 목록의 확장은 재료가 사용된 방식이나 반복되는 이미지를 통해 자폐스펙트럼장애 학생의 이야기 전개 능력을 다양하고 풍부하게 발전시킬 수 있다.

많은 피면담자들은 이 학생들을 위한 교육체계에서 제공되는 미술치료의 중요성에 대해 언급했다. 수업시간에 그들은 공부와 적절한 행동을 포함한 특정 방식으로 행동해야 하기 때문에 실제로 매우 열심히 임해야 한다. 미술치료에서 그들은 휴식을 취할 수 있다. 미술치료실은 그들을 있는 그대로 받아들이는 수용 공간이다. 그들이 "달성"할 필요가 없는 곳이다. 미술매체를 만지는 활동은 진정한 경험이 되고, 자기표현과 권한부여의 기회가 된다.

부모 및 교직원이 참여하는 공동 개입

Emery(2004)에 의하면 부모, 교사 및 치료사의 일관성은 자폐스펙트럼장애 학생을 돕는 주요 방법 가운데 하나임을 시사한다.

부모와 협업

부모와 만남은 일반적으로 일 년에 세 번 이루어지며, 주로 부모에게 자녀의 상태, 행동 및 진행 상황을 갱신하고, 미술치료사에게 가정 상황에 대한 최신 정보를 제공하기 위함이다. 한 피면담자는 항상 부모와 접촉이 충분하지 않으며, 훨씬 더 긴밀한 협력이 필요하다고 언급했다. 학생이 나이가 들수록 이 대화의 성격은 바뀐다. 처음에는 자폐스펙트럼장애 아동의 부모가 되는 진단과 영향이 더 큰 범위에서 다루어지는 경향이 있는 반면, 나중에 부모는 진단의 어떤 방식으로 아동을 참여시킬지에 대한 문제를 다루기를 원할 수 있다. 한 미술치료사는 부모가 상대적으로 고기능 자녀에게 자폐스펙트럼장애의 전형적인 특성을 가지고 있다고 말하도록 돕는 방법을 설명했다. 이 과정은 부모가 실제 진단에 대해 자녀와 이야기하는 데 동의할 때까지 몇 년이 걸린다. 또한 부모는 건강유지조직(Health Maintenance Organization: HMO), 적절한 교육체제 찾기, 졸업 후 기숙사로 이사하는 등과 같은 관료적 문제를 다루기 위해 도움이 필요할 수도 있다. 반면, 기능이 낮은 학생들과 함께하는 많은 미술치료사들은 학부모와 소통하기 위한 노력에 대해 논의했다. 그들은 수년간 대처 끝에 지친 부모들을 치료 작업과 부모 지도를 위해 학교에 오도록 모집하는 일이 어렵다고 언급했다.

한 미술치료사는 치료 전반에 걸쳐 부모로부터 정보 수집이 중요하다고 강조했다. 그녀는 이 정보를 학생과 회기 일부로 사용한다. 예컨대, 그녀는 부모에게 주말에 무엇을 했는지 또는 특정 휴일에 무슨 일이 있었는지 묻는다. 따라서 미술치료사는 부모로부터 배운 정보를 사용하여 학생들이 자신에 대해 이야기하도록 돕는 방법을 찾는다.

교직원과 협업

모든 피면담자들은 특수교육을 받는 다른 집단보다 다학제적 결속력의 중요성을 강조했다. 교직원들은 목표를 함께 정의하고 이 목표를 발전시키기 위해 현장의 기능으로 모두 협력한다. 가령, 집단수업 모델은 미술치료사마다 다르게 운영되었지만, 그 목적이 교직원을 학생의 정서적 세계에 노출시키는 데 모두 동의했다. 일부 미술치료사는 학생들 감정 세계에 대해 더 깊고 역동적인 이해를 위해 교직원의 능력 개발에 대한 중요성을 강조했다.

임상 사례

13세의 탈리(Tali)는 중등도 자폐스펙트럼장애를 가지고 태어났고,

거의 말을 하지 않으며, 대체지원 의사소통 도움을 받는다. 그녀는 비교적 나이가 많은 부모의 외동딸이다. 또한 저기능 자폐스펙트럼장애 학생들을 위한 특수학교에 다닌다. 그녀 반에는 학생이 일곱 명 있다. 탈리는 그림 그리기를 좋아하기 때문에, 학교의 혁신적인 개방형 작업에 참여했다. 그녀 담임교사는 일요일에 미술치료사가 그녀를 데리러 올 예정이라고 말했다. 교사는 탈리가 그 집단 참여에 대한 생각이 기쁜지 그녀 반응으로 이해하기 어려웠다.

일요일에 교실 문을 두드리는 소리가 났고, 미술치료사가 문 앞에 서 있었다. 그녀는 탈리에게 가서 그녀와 함께 미술치료실로 가자고 초대했다. 탈리는 그녀와 함께 갔고, 도중에 그들은 다른 반에서 많은 학생들을 태웠다. 그들이 미술치료실에 도착했을 때, 미술 재료들은 이미 벽 옆의 긴 탁자 위에 놓여 있었다. 탈리는 무지개 색깔에 따라 그녀가 좋아하는 방식으로 재료들을 배치했다. 미술치료사는 그녀에게 앉으라고 했고, 모든 학생들에게 치료실 규칙을 설명했다. 그리고 물감을 가져가 만들기 시작하라고 제안했다. 탈리는 그대로 자리에 앉아 있었다. 그녀는 무엇을 해야 할지 잘 모르는 듯 했다.

그러자 미술치료사가 그녀에게 함께 가자고 요청했다. 탈리는 주저하며 일어났다. 그들은 함께 탁자에 가서 미술매체를 보았다. 온갖 종류의 재료가 있었고, 탈리는 무엇으로 작업할지 선택하는 데 어려움을 겪고 있는 것 같았다. 미술치료사는 오일 파스텔 바구니를 권했다. 그들은 함께 화지가 놓여 있는 공동 탁자로 갔다. 탈리는 종이와 색을 앞에 두고 앉았다. 그녀는 미술치료사가 학생들 사이에서 계속 움직이는 동안 자리에 앉아 있었다. 몇 분이 지났다. 탈리는 조용히 앉아 있었다. 그녀는 색을 빼서 다시 좋아하는 순서대로 정리했다. 그런 다음 다시 조용히 앉았다. 그녀는 곁눈질로 큰 노란 태양을 그리는 에이브너(Avner)를 보았다. 이 태양은 그녀 관심을 끌었고, 그녀는 에이브너가 어떻게 색을 칠하고 노란색, 빨간색 및 주황색이 서로 혼합되는지 흥미롭게 지켜보았다. 탈리도 머뭇거리는 손으로 노란색 물감을 사용하여 화지 모서리에 섬세한 원을 그리기 시작했다.

일주일 후, 미술치료사가 탈리를 다시 데리러 왔다. 이번에는 탈리 스스로 마커팩을 들고 공동 탁자로 갔다. 이번에도 탈리는 주위를 둘러보았다. 다나(Dana)는 바로 앞에 있었다. 그녀는 수채화 작업을 하고 있었고, 녹색과 파란색이 서로 섞여 그림에 번지도록 하고 있었다. 다나가 화지를 만질 때마다 새로운 얼룩의 세계가 만들어졌다. 탈리는 매료되었다. 그녀는 자신의 색상을 재정렬했고, 녹색과 파란색을 선택했다. 그녀는 그녀 방식으로 녹색과 파란색을 혼합하려고 노력했다. 심혈을 기울여 그림을 그리다가 문득 날카로운 검은 선이 교차하는 야니브(Yaniv)의 또 다른 작품이 눈에 들어왔다. 이 이미지도 그녀를 매료시켰다. 그녀의 눈은 다나의 혼합 색상과 야니브의 날카로운 선 사이를 헤맸다. 다나의 색상은 소용돌이치는 바닷물처럼 보였다. 야니브의 선은 뾰족한 가시나 칼처럼 보였다. 그녀는 두 이미지를 통합했고, 화지는 녹색과 파란색 점으로 채워지기 시작했지만, 화지를 가로지르는 날카로운 검은색 선도 있었다.

탈리는 매주 미술치료실에 갔다. 미술치료사가 문을 두드렸을 때 그녀는 즉시 일어나서 함께 가곤 했는데, 그녀가 이 회기에 얼마나 간절했는지 분명했다. 그녀는 개방형 작업에서 거의 말을 하지 않았지만 집단의 다른 학생들이 만들어내는 색깔과 모양을 주의 깊게 지켜보았다. 각 회기마다 탈리는 자신이 본 광경을 요약했다. 이는 그녀가 주변에서 작업하는 학생들을 인정하고, 그들 작품이 그녀의 특별한 방식으로 작품의 선, 점, 모양 및 이미지를 통합하여 자신의 작품을 처리할 수 있음을 보여주었다.

요약

이 장은 자폐스펙트럼장애 학생과 함께하는 미술치료에서 미술매체가 표현을 위한 추가 언어를 제공할 수 있는 접촉과 의사소통을 개발하는 데 주안점을 두었다. 미술치료는 행동, 감각 및 감정 조절에 도움을 준다. 미술매체는 차분함을 유도하는 데 도움이 될 수 있다. 또한 다양한 방식과 질감으로 작업할 수 있는 폭넓은 가능성이 학생들을 불안에 빠뜨리지 않고, 가능성의 범위를 확장하는 데 기여한다. 미술을 통해 학생들은 자신의 경험을 표현하고 개인적인 이야기를 할 수도 있다. 이는 상징적 공간을 확장하고, 소통의 새로운 가능성을 열어주는 역할을 한다. 이러한 의사소통은 또한 교육적 틀 사이의 전환과 같은 스트레스와 불안한 상황을 완화시킬 수 있다. 마지막으로, 고기능 학생을 위해 미술치료는 자폐스펙트럼장애를 가진 개인으로서 진화하는 정체성을 관찰할 수 있도록 해준다.

이러한 목표와 함께 많은 도전들이 언급되었다. 첫 번째 도전은 학생들 의사소통 방식의 극단적인 이질성이다. 수년간 이 집단과 함께 한 미술치료사는 일반적인 특성을 제외하고는 각 학생의 서로 다른 의사소통 양식, 관심사, 정서적 어려움을 깊이 탐구할 필요가 있다고 지적했다. 이 때문에, 이전 경험으로 다음 내담자를 위해 준비하지 못한다는 점에 주목했다. 또한 교육체계에서 치료의 특정 딜레마를 다룰 필요가 있다. 즉, 학생들이 자폐 거품에서 벗어나도록 격려할지 여부다. 미술치료실은 실제로 학생들이 다른 사람들과 지속적으로 상호작용해야 한다는 압박을 받기보다는 경계를 풀 수 있는 장소 역할을 할 수 있기 때문이다. 일부 미술치료사들은 학생들의 경직성과 반복성과 관련된 어려움을 제시했다. 이 어려움은 치료 동맹 구축에도 영향을 미칠 수 있다. 그들은 또한 도전행동이 미술치료실 내에서 표현되지 않는 경우에도 체계적 작업 자체를 통해 치료 거품에 침투하여 치료적 만남을 복잡하게 만들 수 있다고 지적했다. 마지막으로, 그들은 치료에서 특정 순간에 무시당하는 느낌을 설명하기 위해 "공허함", "불필요함", "존재하지 않음"과 같은 용어를 사용했다. 이는 치료 관계에 끊임없이 도전한다.

이 장에서 제안된 개입은 세 가지 주요 집단으로 나눌 수 있다. 첫 번째 집단은 학생이 어려움에 대처하도록 돕기 위해 고안된 개입을 다룬다. 여기에는 미술매체를 소개하는 구체적 방법(예: 비닐봉지의 점토)을 통해 감각조절을 다루는 기법, 진정기법(예: 만다라) 및 미술작품이 경험에 부수적인 감각 작업을 제안하는 기법을 포함한다. 반복과 경직성을 다루기 위해 미술매체는 놀이, 움직임, 음악 요소를 작품과 결합할 수 있는 확장을 제공할 수 있다. 두 번째 집단은 학생이 자신의 이야기를 하는 데 도움이 되도록 고안된 개입을 다룬다. 작품은 상징적 세계의 발전을 촉진하고, 개인적 경험의 표현을 허용할 수 있다. 만화, 사회적 상황이야기 또는 시각적 일기를 통해 이러한 경험이 구체화되기 시작한다. 또한 학생들이 자폐스펙트럼장애를 가진 사람으로 자신을 보고 자기옹호를 장려하도록 도울 수 있다. 세 번째 집단은 학생들의 즉각적인 환경과 연결 및 의사소통을 향상시키기 위해 고안된 개입을 다룬다. 이는 함께 또는 별도의 화지에 공동화그리기 작업, 학생들이 나란히 자유롭게 창작할 수 있는 개방형 작업, 그리고 집단수업 모델 및 부모-자녀 미술치료를 포함한 집단 작업을 통해 이루어질 수 있다.

참고문헌

Alter-Muri, S. B. Art education and art therapy strategies for autism spectrum disorder students. Art Education 2017;70(5):20-5.

Alvarez, A., Reid, S., et al. Autism and personality: Findings from the Tavistock Autism Workshop. Routledge; 1999.

Bion, W. R. Learning from experience. Jason Aronson; 1994.

D'Amico, M., & Lalonde, C. The effectiveness of art therapy for teaching social skills to children with autism spectrum disorder. Art Therapy 2017;34(4):176-82.

Emery, M. J. Art therapy as an intervention for autism. Art Therapy 2004;21(3): 143-7.

Epp, K. M. Outcome-based evaluation of a social skills program using art therapy and group therapy for children on the autism spectrum. Children & Schools, 2008;30(1):27-36.

Evans, K., & Dubowski, J. Art therapy with children on the autistic spectrum: Beyond words. Jessica Kingsley; 2001.

Gazeas, M. Current findings on art therapy and individuals with autism spectrum disorder. Canadian Art Therapy Association Journal 2012;25(1):15-22.

Grandin, T. Thinking in pictures, expanded edition: My life with autism. Vintage; 2008.

Martin, N. Assessing portrait drawings created by children and adolescents with autism spectrum disorder. Journal of the American Art Therapy Association 2008;25(1):15-23.

Martin, N. Art therapy and autism: Overview and recommendations. Art Therapy 2009;26(4):187-90.

Osborne, J. Art and the Child with Autism: Therapy or education? Early Child Development and Care 2003;173(4):411-23.

Regev, D., & Snir, S. Art therapy for treating children with Autism Spectrum Disorders (ASD): The unique contribution of art materials. The Academic Journal of Creative Arts Therapies 2013;3(2):251-60.

Schweizer, C., Knorth, E. J., & Spreen, M. Art therapy with children with Autism

Spectrum Disorders: A review of clinical case descriptions on 'what works'. The Arts in Psychotherapy 2014;41(5):577-93.

Schweizer, C., Knorth, E. J., van Yperen, T. A., & Spreen, M. Consensus-based typical elements of art therapy with children with autism spectrum disorders. International Journal of Art Therapy 2019;24(4):181-91.

Scheuermann, B., & Webber, J. Autism:Teaching does make a difference. Wadsworth; 2002.

Van Lith, T., Stallings, J. W., & Harris, C. E. Discovering good practice for art therapy with children who have Autism Spectrum Disorder: The results of a small scale survey. The Arts in Psychotherapy 2017;54:78-84.

이 장에 기여한 미술치료사 소개

에나트 비비(Einat Bibi), 미술치료사(M.A.), 지도교수, 22년간 자폐스펙트럼장애 유아동 대상으로 일했다.

시반 에얄(Sivan Eyal), 미술치료사(M.A.), 감독관, 교육계에서 13년간 근무하며 자폐스펙트럼장애 학생 대상으로 6년간 일했다.

야엘 구테만(Yael Guterman), 미술치료사(M.A.), 감독관, 교육계에서 22년을 포함한 30년간 자폐스펙트럼장애 아동 대상으로 근무했다.

닐리 카이리(Nily Kairy), 미술치료사(M.A.), 감독관, 자폐스펙트럼장애 학생 대상으로 20년을 포함한 교육계에서 28년간 근무했다.

리베이트 라다(Revital Rada), 미술치료사(M.A.), 자폐스펙트럼장애 학생 대상으로 교육계에서 6년간 근무했다.

타마르 사데도르(Tamar Sade-Dor), 미술치료사(M.A.), 감독관, 자폐스펙트럼장애 학생 대상으로 13년을 포함한 교육계에서 22년간 근무했다.

리베르트 투리스키(Revital Turiski), 미술치료사(M.A.), 감독관, 자폐스펙트럼장애 학생 대상으로 4년을 포함한 교육계에서 12년간 근무했다.

다섯

소개

지적 및 발달장애(Intellectual and developmental disabilities: IDD)는 지능지수가 70이하인 인지, 기능 및 적응 생활 능력에 상당한 결함을 포함하는 특징이 있다. 지적 및 발달장애인은 일반적으로 자신의 생각과 감정을 언어로 표현하는 데 어려움을 겪으며, 사회적 관계를 방해할 수 있는 부적응 행동을 통해 감정을 표출할 가능성을 증가시킨다(Ho et al., 2020).

지적 및 발달장애 학생은 이중 질병률로 인해 발생하는 다양한 정서 장애에 대한 미술치료를 지향한다. 이 학생들은 비장애인보다 훨씬 더 많은 취약성과 외상에 노출되는 경향이 있으며, 이는 다른 사람 및 주변 환경과 상호작용을 어렵게 만든다. 여기서 면담한 미술치료사들은 그들이 치료하는 거의 모든 지적 및 발달장애학생들이 그들 삶에서 어떤 종류의 외상을 경험했다고 강조했다. 이 장 전체에서 미술치료사들은 이 집단을 다루는 방법에 영향을 미치는 다양한 기능 수준의 영향을 강조한다.

White 등(2009)은 미술치료에서 지적 및 발달장애를 가진 내담자에 게 초기 접근 방식은 주로 "치료로서의 미술" 개념 중심으로 이루어졌다 고 제시했다. 최근 접근 방식은 이러한 내담자와 동적으로 작업하는 일도 가능하다고 보았다. Lett(2005)에 따르면 지적 및 발달장애 개별 치료에 서 두 가지 접근법이 가장 유익하다고 간주한다. 첫 번째는 개인 발달단 계를 기준으로 개별 치료하는 발달적 미술치료다. 미술에 대한 이러한 접 근은 인지적, 정서적, 예술적 성숙이라는 개념에 기초한다. 전형적인 발 달은 치료를 위한 척도로 사용한다. 두 번째는 인지행동 미술치료로, 미술치료 과정 일부로 행동수정기법을 적용하여 관찰된 바람직하지 않은 행동을 치료하도록 설계되었다.

　　Ashby(2011)는 도전적인 행동을 보이는 지적 및 발달장애인과 함께 하는 미술치료사 60명 대상으로 설문조사를 실시했다. 치료사들은 지적 및 발달장애인과 도전적인 행동을 하는 사람들에게 광범위한 혜택을 제공했다고 보고했다. 구체적으로, 그들은 안전과 억제, 권한 부여, 반영과 과정의 사고 공간 그리고 의미 있고 신뢰할 수 있는 관계를 발전시킬 기회를 제공해 효과적이었다고 제시했다. 미술치료사들은 또한 도전적인 행동을 긍정적인 표현 수단으로 수정하고, 다시 지시함으로써 비언어적 기술 개발을 통해 의사소통을 강화하는 역할을 했다고 언급했다. 그럼에도 불구하고, 이 집단을 위한 미술치료의 치료 목표 정의는 상당히 다를 수 있다고 설명했다.

미술치료의 치료 목표

　　일반적으로 다른 치료와 비교할 때 미술치료의 장점은 예술적 과정을 통해 개인이 전형적인 언어적 기대 없이 치료 환경을 경험할 수 있다는 데 있다(Trzaska, 2012). 미술치료사들은 치료 목표 가운데 하나가 미술 작품을 통해 말로 표현하기 어려운 다양한 감정 표현을 가능하게 할 수 있다고 지적한다. 여기에는 미술치료실에서 자리를 잡고 표현할 수 있는 부정적인 감정을 포함한다.

　　여기서 피면담자들은 이러한 학생들이 불안감을 줄이기 위해 자주 실행하는 방어적 태도 및 강박적 행동 문제를 반복적으로 제기했다. 예컨대, 미술치료에서 이는 학생이 매주 동일한 작업을 수행할 때 나타난다. 이 경우, 미술치료는 가능성의 영역을 확장하는 데 주안점을 둔다. 한 미술치료사는 지적 및 발달장애 학생이 매우 제한된 범위의 가능성을 보이는 경향이 있다고 언급했다. 따라서 목표는 학생들이 작품을 만들고 표현하는 데 사용하는 창의적 소재와 기법의 범위를 증가시키는 점진적이고, 조정된 과정을 통해 더 많은 감정과 행동을 표면화할 수 있도록 하는 데 있다. 이렇게 미술치료실에 대한 자신감이 유지되면 강박관념이 완화되고, 반복이 줄어들어 때로는 사라지기도 한다.

또 다른 문제는 규제와 관련이 있다. 한 미술치료사는 정서적 및 행동 규제 측면에서 이 학생들에게 타협점이 없는 경우가 많다고 지적했다: 행동이 너무 많거나 너무 적기 때문에 미술치료의 목표는 더 큰 균형을 이루는 데 있다.

대다수 피면담자들은 미술이 이 학생들을 위한 새로운 세계에 대한 접근이라고 설명했다. 그들은 미술치료실에서 학생들 창의성을 개발하고, 역량에 영향을 미치는 방식으로 표현할 수 있도록 미술치료사가 돕는 역할이라고 보았다. 이는 학생들 삶의 다른 측면에서 변화를 촉진할 수 있다. 한 미술치료사는 학생의 이미지가 종종 구체적인 세계와 관련이 있기 때문에 미술치료 일부는 적어도 이를 시도할 수 있는 학생들을 위해 상상의 세계, 상징적 세계를 개발해야 한다고 주장했다. 여기에는 놀이나 환상을 품고 놀이와 현실 차이를 파악하기 시작하는 활동을 포함한다.

또 다른 미술치료사는 의미 있는 관계를 만드는 데 대한 목표를 강조했다. 수년간 복잡한 관계에서 정신적 외상을 겪고 거부당한 경험이 있는 지적 및 발달장애 학생들은 먼저 완전한 인간으로 수용되는 느낌과 신뢰하는 법을 배울 필요가 있다. 미술치료사와 친밀한 관계 형성은 학생들이 진정성 있게 행동하고, 다른 방식으로 자신을 표현할 수 있도록 돕는다. 이는 그들이 판단 받지 않는다는 것을 알기 때문이다. 고기능 학생의 경우, 미술치료는 주변 사람들 행동이 그들 내면세계에서 비롯되고 영향을 받는다는 사실을 깨닫도록 정신화 능력을 촉진할 수 있다. 미술치료사와 대화를 통해 학생들은 자신의 내면세계를 이해하는 법을 배운다. 수년간 치료와 관찰을 통해 다른 사람과 그들 생각, 그리고 그들 자신과 유사점 및 차이점을 더 잘 이해할 수 있다.

또한 미술치료사들은 수용과 포용을 포함하는 일대일 관계에서 학생이 성인을 만나는 장소를 만들어가는 것을 중요한 목표로 삼았다. 미술치료실에서 학생들은 수용적이고 비판단적인 분위기에서 발전하도록 격려받는다. 피면담자들에 따르면 이러한 측면은 학생들에게 매우 중요하다. 한 피면담자는 어떤 목표 설정이 아니라 이 학생들이 다른 곳에서 표현하기 어려운 경험 및 정신적 외상을 공감할 수 있는 지원 공간에 대한 허용이 얼마나 중요한지 강조했다.

고기능 학생들과 함께하는 한 미술치료사는 미술치료가 학생들 자신이 강점과 약점을 인식하고, 강점을 충족시키면서도 어려움과 한계를 고려하는 일종의 현실감각을 개발하도록 돕는데 주안점을 두어야 한다고 제시했다. 즉, 미술치료에서 학생들은 환상의 세계로 들어갈 수 있지만 결국 현실로 돌아와 무능함을 느끼는 우울과 절망에 빠지지 않아야 한다. 또한 미술치료는 환상과 현실 사이 치료에서 과도기적 공간에 진입하는 능력을 강화하고, 치료 외부에서 쉽게 출입할 수 있도록 해야 한다. 학생들이 스물한 살이 되어 학교를 떠나야 할 때 성인이 되어 무엇을 스스로 할 수 있고 없는지에 대한 이러한 인식은 치료 과정에서 자주 사용한다. 특히 고기능 학생들의 경우 더욱 그렇다.

또 다른 미술치료사는 치료를 통해 학생들이 자신이 누구인지 배우기 시작한다고 언급했다. 그들은 무엇을 좋아하는가? 그들은 무엇을 싫어하는가? 그들이 원하는 것은 무엇인가? 이는 자기 구성 및 독립 문제와 관련이 있으며, 또한 부모와 함께 해결해야 한다. 이는 필요할 때 도움을 요청하고, 받는 방법을 알고, 자신의 강점과 약점을 다른 사람에게 제시하는 능력과도 연결된다. 때때로 독립은 조종당하거나 불안 또는 혼자 결정을 내리는 데 대한 두려움과 같은 정서적 장애를 유발할 수 있다. 독립을 향한 이러한 단계는 정신화 과정을 통해 미술치료에서 탐구하고 연습할 수 있다. 특히 고기능 학생을 위한 또 다른 목표는 선택하는 법을 배우는 일이다. 이는 미술치료실에서 창의적인 재료 선택에서 시작하여 능력과 기능 수준에 따라 학생의 삶에서 더 중요한 선택으로 이어질 수 있다.

마지막으로, 기능이 낮은 학생을 담당하는 한 미술치료사는 미술치료실 밖에서도 학생들 목소리를 표현할 수 있는 중요성에 대해 강조했다. 미술치료실에서는 새로운 태도와 감정, 능력이나 좌절감이 가끔 드러나는데 이 정보를 교사에게 매개하는 일이 중요하다. 이를테면, 학생의 웃음이 반드시 기쁨을 표현하지 않거나 책상을 두드리는 것이 반드시 분노나 좌절을 표현하지는 않는다. 이런 점에서 특수교육, 특히 기능이 낮은 학생들 미술치료는 치료실에서 일어나는 모든 일이 비밀로 유지되는 고전적인 미술치료와 매우 다르다.

도전

지적 및 발달장애 학생들을 위한 미술치료는 느리고 변화가 작고 아주 조금씩 전개된다. 많은 면담에서 '좌절감', '답답함', '피로감'과 같은 의견은 역전이 문제로 나타났다. 미술치료사는 학생들이 기능이 저하되거나 접촉을 매우 어렵게 만드는 자폐스펙트럼장애와 관련된 이중 진단을 받을 때, 미술치료실에서 고립감을 경험하는 경우가 많다. 이 모집단을 전문으로 하는 미술치료사가 거의 없기 때문에 치료실 밖에서도 마찬가지다. 또한 피면담자들은 이러한 학생들의 주도권 부족과 지속적으로 무언가 하도록 동기부여를 받아야 하는 어려움을 언급했다. 미술치료사들은 변화가 일어나지 않는 상황에서 계속 버틸 수 있는 인내심이 필요하며, 여전히 움직임과 변화를 믿을 수 있어야 하다고 강조했다. 많은 피면담자들은 이 느린 과정에서 작은 변화를 보고 만족하며, 그 안에 있는 이점을 볼 수 있는 능력을 연마하는 것과 관련된 많은 내부 작업이 필요하다고 지적했다.

면담하는 동안 미술치료사들이 지적 및 발달장애 학생들을 처음 만났을 때의 부정적인 반응에 대해서도 이야기했다. 한 가지 문제는 근긴장도가 낮아 침을 흘리는 학생들을 포함한 위생 상태였다. 한 미술치료사는, 미술치료실에서 경험이 그녀가 집에 갔을 때 그녀 사생활과 가족에게 영향을 주지 않도록 하기 위해 초반에 과도기를 겪었다고 설명했다. 그러나 그녀는 시간이 지남에 따라 학생들을 더 잘 이해하게 되면서 공감할 수 있었고 진심으로 대할 수 있었다고 언급했다.

또 다른 피면담자는 낮은 기능의 지적 및 발달장애 학생이 간혹 교사를 방해하고 겁주는 행동을 사용해 관심을 끌거나 조종한다고 설명했다. 예컨대, 한 학생이 기저귀를 벗고 내용물을 더럽혔다. 또 다른 학생은 이 상황이 주변 사람들에게 충격을 줬다는 사실을 깨닫고 벌거벗었다. 미술치료사에게 이는 매우 도전적인 순간이지만 반면, 변화의 씨앗을 포함하고 있다. 그 이유는 밀폐된 미술치료실 내에서 정확하게 이러한 행동에 대응하여 조금 덜 두려워하고, 다른 메시지를 전달할 수 있기 때문이다. 또한 이러한 상황에서는 추가 직원을 불러 도움을 요청할 수 있다. 한 피면담자는 이 어려운 상황에서 직원들에게 도움을 요청하고, 사건 이후에도 여러 차례 회의를 통해 사건을 전달하고 처리할 수 있는 기회를 준다고 언급했다.

한 미술치료사는 직원이 학생에게 더 많은 독립성을 부여할 수 있다고 생각할 때 발생하는 좌절감과 학부모가 반대했던 상황을 다루었다. 이경우 미술치료사와 직원은 학생에게 투자한 후 기회를 놓쳤다고 느낀다. 이 치료사는 학부모의 자녀가 아직 어릴 때 부모에게 독립이라는 생각에 익숙해질 시간을 주기 위해 독립적인 삶의 가능성에 대한 이야기를 한다고 제시했다. 부모와 의견 불일치는 포괄적인 진단이나 약물 치료 중심으로 이루어질 수 있으며, 치료사와 직원은 부모가 학생의 잠재력을 방해한다고 느낄 수 있다.

개입 기법 및 전용 작업 모델

이 장에서는 면담에서 수집한 문헌 및 고려사항에 대한 개입과 모델을 자세히 다룬다. 여기서 미술치료사들 간 의견 차이와 개입 기법은 이전 장에서 설명한 다른 장애보다 지적 및 발달장애.학생들에게 훨씬 더 컸다. 이들은 주로 미술치료사의 개입 범위와 학생의 직접적인 지도가 사용되는 정도(소개에 제시된 발전적 접근 및 행동적 접근 차이를 반영) 측면에서 나타났다. 덜 개입하기로 선택한 미술치료사들은 중요한 부분이 포용과 존중, 즉 학생들을 새로운 시각으로 볼 수 있는 능력이라고 주장했다. 그 이유는 미술치료사들은 학부모와 달리, 학생들과 함께 작업하기로 선택했기 때문이다. 미술치료사들 관점에서, 이 접든은 변화와 발전을 이끌 수 있다고 믿었다. 또한 더 큰 개입을 통해 다양한 방법을 제시했다. 한 미술치료사는 개입 수준이 기능 수준과도 관련이 있으며, 특정 학생에 따라 개입이 적거나 많을 수 있다고 설명했다.

미술치료사의 유연성

미술치료의 유연성 문제는 거의 모든 면담에서 나왔다. 유연성은 매우 광범위한 행동을 포괄한다. 때로는 미술치료실을 떠나 학생과 함께 외부로 나가는 일정 시간이 특정 학생에게 가장 적합하기 때문이다. 한 피면담자에 따르면, 학생들과 개별적으로 많은 일을 할 수 있다고 제시했

다: 그들을 안내하는 일은 그들이 현재 상태에 따라 필요로 하는 일이다. 그래서 가끔은 학생들과 함께 산책도 하고, 같이 요리도 하고, 또 작품을 함께 만들기도 한다. 미술치료는 학생을 위한 창작과 확장자 역할도 할 수 있지만 그 순간에 그들에게 필요한 일을 이해하기 위해서 이루어진다. 또 다른 피면담자는 유연성을 가장 중요한 매개변수로 간주했다. 특히, 전환 이후 미술치료실 밖으로도 나가기도 하는데, 가령 초등학교에 처음 입학해 새로운 환경에 적응할 시간이 필요한 1학년 학생들이 그렇다. 한 미술치료사는 이러한 학생들을 위해 초기 개입은 교실에서 이루어지고, 점차 미술치료실로 이동하는 경우가 많다고 설명했다. 또한 교실에서 한 번에 한 학생을 데려가지만 그 효과는 다른 아이들에게도 스며든다고 묘사했다. 초기 관계는 까꿍놀이를 하는 엄마와 아기의 상호작용과 같으며, 그 후에는 특정 상황에서 선택권을 제공하고 무엇이 허용되고 허용되지 않는지를 학생에게 반영한다고 제시했다.

유연성은 미술치료사가 모든 종류의 미술 재료를 혼합하고 다양한 물약을 만드는 것과 같은 사전 창작에서부터 구체적이고 상징적인 미술 작품에 이르기까지 광범위한 미술 작업을 준비해야 한다. 한 피면담자는 학생들에게 따뜻한 음료와 쿠키를 구체적으로 제공하거나 또는 개인위생을 도와주는 머리 빗기나 손을 씻는 등 아주 기본적인 모자상호작용 활동도 한다고 묘사했다. 또 다른 미술치료사는 이러한 학생의 요구와 초기 외상을 해결함으로써 최적의 치료 형태를 찾으려는 노력을 설명했다. 많은 치료사들은 무용, 악기, 노래 및 기타 양식을 포함한 다른 예술을 미술치료에 통합한다고 언급했다. 그들에 따르면, 특히 강박적으로 행동하는 학생들에게 무용은 매우 자유로울 수 있고, 예술 제작의 문을 열 수 있다.

미술매체를 사용한 개입

일부 피면담자는 특정 재료, 기법 또는 도구를 제안하여 미술 제작에 개입하는 방법을 강조했다. 예컨대, 한 학생은 사용하는 물감의 양을 조절하는 데 어려움을 겪어 회기가 끝날 때 방이 전쟁터처럼 보였다. 개입은 학생이 물감의 양을 조절하는 데 도움을 주기 위한 데 있었다. 이는 게임으로 이루어졌다. 한 사람이 받는 사람에게 물감을 붓고 다른 사람이 충분할 때 말하기다. 특히 중증 학생의 경우, 매우 기본적인 재료 작업에서 더 성숙한 작업으로 이러한 발달적 전환은 몇 년이 걸릴 수 있다.

개입은 학생이 관심을 갖는 주제(예: 학생이 존경하는 가수)에서 시작하여 자기표현과 더 밀접한 다른 문제로 확장된다. 한 미술치료사는 학생에게 매우 큰 종이에 자신을 그려 달라고 요청한 개입을 설명했다. 이는 권한 부여의 한 형태이자 장기 회기에 참여하는 방법이었다. 또한 미술매체와 잠재적 용도에 대한 심층적인 지식의 필요성을 강조했다. 가령, 구아슈는 퇴행적인 방법부터 상당히 절제된 방법까지 다양한 방식으로 사용될 수 있으며, 개입은 각 학생에게 맞게 조정되어야 한다. 그리고 1차 퇴행적 매체에서 더 통제된 매체로 동일한 발달 전환은 임상/동적 이론에 기초한 동일한 회기에서 작업 방식을 구성할 수 있다. 이 이론은 초기 욕구를 충족시키고, 충동을 표출한 후 학생들이 더 통제된 매체에 참여하고, 더 구조적이고 발전된 작품을 창조할 수 있음을 시사한다. 이 형식으로 작업할 때 학생들이 회기에서 더 구조화되고 능력이 향상되는 것을 느낄 수 있도록 도움을 줄 수 있다.

한 피면담자는 학생들에게 미술매체와 그 가능성을 소개하는 방법을 제시했다. 매 회기마다 치료사는 다양한 재료와 다른 감정 표현을 제안한다. 모두 분노나 두려움과 같은 감정을 표현하는 추상적인 미술작품을 지칭한다. 따라서 학생들은 미술치료의 첫 달에 다양한 매체로 작업하고, 감정 표현을 위해 활용할 수 있다는 방식을 알게 된다. 만약 그들이 이런 종류의 일에 정말 관심이 있다면, 그것을 통해 즐기고, 가지고 놀며, 표현하는 법을 배울 수 있다. 그 후에 학생들은 이미 표현의 재료와 선택에 익숙하고 두려워하지 않기 때문에, 원하는 것을 선택할 수 있다.

많은 피면담자들은 지적 및 발달장애 학생들과 함께 구아슈 물감을 사용한 작업의 중요성을 강조했지만 기법은 다양했다. 한 미술치료사는 각 색상이 담긴 팔레트와 붓이 있는 구아슈 탁자를 사용하는 이점을 설명했다. 학생은 매번 다른 색을 사용하고, 구아슈 탁자에서 벽에 고정된 종이로 이동하는 방법을 배운다. 그녀에 따르면, 이 방식을 사용한 작업은 일련의 그림을 만들고 창의적인 작업에서 심화 및 발전을 장려하며, 이는 일상에도 긍정적인 영향을 미친다고 언급했다. 대조적으로 다른 미술치료사는 지적 및 발달장애 학생들에게 색상 사이에 헹구어야 하는 하나의 붓만 사용하도록 가르친다. 그녀 경험은 기능이 저하된 학생들도 이 기법을 배울 수 있으며, 색과 색이 혼합되거나 색이 물과 섞이는 것을 발견했을 때, 유연성을 탐구하고 개발하는 과정을 즐길 수 있음을 나타냈다.

반복 작업

모든 피면담자는 예외 없이 지적 및 발달장애 학생들이 같은 작품이나 이야기를 되풀이하는 반복적인 상황을 다루었다. 그럼에도 불구하고 모두 해당 분야에서 광범위한 경험을 가진 피면담자들은 반복에 대해 서로 다른 접근법을 취했다. 한 피면담자는 반복이 있을 때마다 특정 물체를 탁자 위에 올려놓음으로써 이를 학생에게 구두로 다시 반영한다고 묘사했다. 시간이 지남에 따라 학생들은 반복이 발생할 때 관련될 수 있음을 알게 된다.

일부는 그들이 지금 만들고 있는 재료나 환경을 변경하여 개입하기로 결정한 방법을 설명했다. 한 미술치료사는 최근 치료에 변화가 없다고 느끼는 상황에서 감각적인 물 탁자를 사용하기 시작했고, 물놀이가 회기를 더 활기차게 만드는 데 도움이 되었다고 강조했다. 또 다른 피면담자는 학생들의 반복이 있는 집단 회기를 다루었다. 미술치료사는 모든 학생들에게 작품 5-7점을 꺼내 가장 마음에 드는 작품을 선택하고, 나머지는 다시 폴더에 넣어달라고 부탁했다. 그 다음 각자 오른쪽에 있는 사람에게 작품을 건네주라고 요청했다. 그리고 학생들은 가능한 한 동석자의 작업을 복사하도록 지시받았다. 이 과정을 통해 학생들은 다른 학생의 삶을 엿보고 공감할 수 있으며, 새로운 경험에 노출될 수 있었다. 이 접근법의 성공을 바탕으로, 그는 개별 학생들에게 예술가의 추상 작품을 보여주었고, 모방 작업을 시도했다.

다른 피면담자들은 개입하는 경향이 적었고, 학생의 완전한 수용이 궁극적으로 변화를 이끌었기 때문에 반복과 싸우는 데 의미가 없다고 주장했다. 한 미술치료사는 그녀가 작은 변화가 일어날 수 있는 공간을 제공하여 학생들이 스스로 반복에서 점차 멀어질 수 있도록 해야 한다고 지적했다. 그녀의 학생 가운데 한 명이 변화를 일으킬 때마다 그녀는 "여기서 새로운 일이 일어났다"라고 말했다. 이는 점차 학생들이 작업실에 와서 새로운 것을 만들어 달라고 요청할 때까지 이어졌다.

모방 과정

한 피면담자는 이 학생들과 수년간 함께 일한 후, 신호를 통해 그들이 할 수 있는 것과 할 수 없는 것을 말 대신 자유롭게 표현하도록 허용하기로 결정했다는 사실을 논의했다. 그리고 그녀는 학생들을 모방하고, 그들이 하는 일을 따라하는 것으로 이 학생들이 경험하고 있다는 인식을 할 수 있게 해준다고 제시했다. 모방(미러링)은 그녀가 학생들을 두려워하지 않고 그들과 그들 행동을 수용하고 전달하는 데 도움이 되며, 이는 학생들에게 "나는 관찰되고 있다"뿐만 아니라 "나는 존재한다"는 명확한 감각을 제공한다. 미술치료사의 이러한 완전한 수용은 안정감을 증진시킬 수 있다. 모방은 예술뿐만 아니라 다양한 형태로 존재한다. 예컨대, 누가 종이에 낙서했는지 비난하며 창작과정을 중단시키는 대신 종이의 경계 밖에서 그림을 그리는 전략으로 모방했다. 그녀는 모방이 치료사와 학생 사이의 유대감을 강화한다고 주장했다. 또한 학생의 작품을 깊이 있게 이해하면 완성품으로 안내할 수 있다고 덧붙였다. 가령, 기능이 매우 낮은 한 학생은 손을 거의 사용할 수 없었지만 물감을 짜낼 수 있었다. 색이 나오고, 물감통이 찌그러지는 소리, 종이 위 색깔이 학생에게 많은 즐거움을 주었다. 미술치료사는 종이를 접어 나비로 만든 다음 물감 위에 올려놓아 미술작품으로 완성되는 것을 도왔다. 때때로 미술치료사는 정확한 모방을 넘어서는 것을 추가하여 학생들 호기심을 자극한다고 언급했다.

탈 고퍼(Tal Goffer)는 바퀴가 달린 투명보드로 작업하는 방법을 개발했다. 이는 학생들에게 주도되는 경험, 서로 마주보는 초상화 작업, 보드 양면에서의 자유로운 작업, 감각적 작업 등을 제공한다. 학생들은 구아슈, 마커 또는 유색 거품으로 작업할 수 있다. 그들은 서로 마주보고 작업하기 때문에 투명보드를 통해 서로를 볼 수 있다. 작품은 투명과 불투명 차이의 강조를 포함한다. 울림, 모방, 관찰 등을 다룬 이 작품은 유아와 노년층 모두에게 적합하며 학생들에게 가시성을 제공한다. 활동이 끝나면 학생들은 함께 투명 보드를 닦는다.

일기 작업

한 피면담자는 학생들과 치료 작업을 구성하는 방법을 다루었다. 각 학생들은 보관철(binder)이 있으며, 매 회기마다 보관철에 새 장을 추가

한다. 각 장은 4개로 나뉘고 각 분기에는 그 주에 학생의 특정 삶의 측면에 대한 참조가 있다. "이번 주에 친구들과/학교에서/집에서…" 또는 "이번 주에 나에게 일어난 행복한/슬픈/화나는 순간", 그 중 하나는 자유롭게 그리거나 쓸 수 있다. 일기는 학생들이 개인 이야기를 하고, 자신의 감정을 좀 더 체계적으로 표현하는 데 도움을 준다. 특히 일기는 틀을 구성하며, 지침은 명확하고 정의된 것부터 흐릿하고 개방적인 것까지 다양하다. 또 다른 미술치료사는 시각적 일기를 가지고 작업한다(자세한 내용은 4장 참조). 일기에서 학생들은 다양한 미술매체, 다른 기법, 또는 그들이 좋아하는 글을 통합할 수 있다.

보완대체의사소통(AAC) 통합

일부 미술치료사는 학생들과 작업에 보완대체의사소통(Augmentative and Alternative Communication: AAC)을 통합하는 방법을 설명했다(아이패드 또는 단어에 시선을 집중시키는 시각적 초점 시스템 사용). 이는 언어가 지연된 학생들이 감정적으로 자신을 표현하고 더 넓은 선택권을 주도록 돕기 위해 수행된다. 일부 학생들은 다른 방법으로는 표현할 수 없는 내용을 표현할 수 있어 이익을 얻는다. 한 미술치료사는 학생이 선택한 감정을 표현하고 재구성하여 문장의 의미를 이해하도록 돕는 방법을 설명했다. "당신이 웃는 얼굴을 가리키면 행복한 것처럼 보이고, 당신이 긴장한 얼굴을 가리키면 지금 판도를 바꾸고 다른 일을 해야 한다." 그녀는 모든 지적 및 발달장애 학생들과 함께 의사소통 게시판으로 회기를 시작하고 끝내며 적절한 감정을 선택한다고 언급했다.

미술치료에서 휴대폰 사용

한 피면담자는 학생들 휴대폰을 사용하여 그들 세계에 대해 배우는 방법을 설명했다. 학생들은 치료사를 위해 좋아하는 노래를 틀거나 유투브(YouTube) 동영상을 보여준다. 예컨대, 한 학생은 슈퍼히어로(superheroes)에 관한 영상을 보여주었다. 이는 학생의 강점에 대해 이야기하게 했다. 그리고 학생이 슈퍼히어로 역할을 위해 부속품을 만드는 미술 제작으로 이어졌다.

개방형 작업

　　Carrigan(1993)은 이러한 학생들이 그림에만 참여하는 개방형 작업 접근법을 개발한 4명의 스위스 미술치료사를 면담했다. 각각 색깔의 물감통에는 자체 붓이 있는데 참가자는 붓 또는 손가락으로 작업할 수 있다. 캔버스는 이젤 위에 놓여 있다. 미술치료사에 의한 구두 처리는 없을 수도 있지만 학생들 그림은 주로 자기표현이다. 그들이 동일한 작품을 반복할 때는 포화상태에 이를 때까지 반복할 수 있다. 목표는 그림을 통해 자신을 표현할 수 있을 때까지 그림 기법을 습득하는 시간을 보내는 데 있다. 작품은 작업실에 보관되며 그들 재산이다. 한 피면담자는 학교의 개방형 작업에서 학생들이 교사와 가족에게 성취할 수 있다는 것을 보여주기 위해 정기적으로 작품을 전시하는 것에 대한 중요성을 강조했다.

　　또 다른 피면담자는 두 명의 공동 치료사가 청소년 대상으로 설계된 종이 콜라주 공동연수와 같은 하나의 미술매체에 초점을 맞추는 학교의 개방형 작업에 대해 설명했다. 각 학생은 점토를 가지고 무엇을 만들지 선택할 수 있다: 그릇, 조각상 또는 부조 작업. 이 작업은 자유로우며 학생들 내면세계를 표현하는 데 주안점을 둔다. 또 다른 목표는 미술치료사의 안내에 따라 매체와 독립적으로 작업하는 데 있다. 집단 내에서 학생은 작업 장소, 작품의 주제, 준비 담당, 다른 사람을 돕거나 공동 창작을 담당하는 등 집단에서 역할을 선택할 수 있다.

　　한 피면담자는 학교에서 작업치료사와 함께 운영하는 개방형 작업에 대해서도 언급했다. 각 학생이 미술매체, 작업 내용 및 수행할 위치를 선택한다는 점에서 독립성을 장려하는 데 주안점을 둔다. 작업실 조력자들은 창작 과정을 확장하는 방법(미술치료사)과 창작 과정이 어떤 물리적 위치에서 가장 편안하고 적절할지만(작업치료사) 보여준다.

집단미술치료

　　집단미술치료는 매우 흥미로운 의견을 많이 이끌어 냈다. 한 미술치료사는 교내 고기능 지적 및 발달장애 학생들로 구성된 다양한 집단을 제시했다. 일부는 학년도 내내 운영되며 일부는 단기적이다. 이 집단은 미술치료사와 다른 직원으로 구성된 팀에 의해 촉진되며 5-15명의 학생으로 형성된 전체 학급으로 구성된다. 집단은 주제 또는 연령 지향적이다. 일부 집단은 의사소통 능력, 사회적 거부, 입양 학생 집단, 가족 집단 (힘든 가족 경험을 가진 학생을 위해)과 같은 공통 주제를 다룬다. 예컨대, 연령 또는 학교 관련 집단은 이제 중학교에 갓 입학한 1학년으로 구성한다. 이 집단의 목표는 창의성과 놀이를 사용하여 이러한 학생들이 교실에서 발생하는 전환 및 문제에 대한 감정을 표현하도록 돕는 데 있다. 18-21세 학생을 위한 다른 집단은 대인 관계와 같은 문제를 다룬다. 이러한 유형의 역동적인 집단은 교육 틀을 떠나기 전 자신에 대해 말하고, 다른 사람과 연결하고, 문제를 처리하는 능력을 강화하는 데 주안점을 둔다.

또 다른 미술치료사는 기능이 낮은 학생을 위해 학교에서 교사와 공동으로 운영하는 최대 4명의 학생 집단 또는 전체 수업을 설명했다. 이 학생들은 활동하기가 쉽지 않다. 때문에 그녀는 각 학생에게 종이 한 장과 유성 파스텔을 선택하게 하고 음악을 듣는 동안 작고, 크고, 대담하고, 또는 희미한 원을 그리도록 하면서 각 집단을 시작한다. 이 초기 연습은 회기를 보다 차분하게 시작하도록 도와준다. 회기 중반에는 학생들이 가능한 경우, 여러 회기에 걸쳐 개인 활동에서 집단 활동을 전환하는 집단 과정을 촉진한다. 집단 내에서, 그들은 기다리는 법, 자제하는 법(만족 지연), 함께 일하는 법 등을 배운다. 그러나 집단이 함께 작업할 수 없다고 느끼는 경우, 그녀는 개방형 작업 모델로 전환하여 각 학생이 선택한 재료로 개별치료를 하고, 회기가 끝날 때 다른 학생에게 작품을 발표한다. 구체적인 내용과 접근법은 각 집단에 맞춰져 있다.

반면, 다른 미술치료사는 더 어리고 기능이 낮은 학생들 대상으로 한 개별 미술치료는 다학제 집단 작업보다 훨씬 덜 효과적이라는 사실을 발견했다. 그래서 서로 다른 분야의 직원이 함께 집단 작업을 수행하는 다학제 작업 모델을 시작했다. 대부분의 경우 미술치료사, 물리치료사, 교사 및 조교가 소수 학생들과 함께 작업하여 거의 모든 학생들이 성인을 곁에 두고 있다. 학생-성인 2인1조는 회기마다 바뀐다. 회기 내에서 서로 다른 분야 사이에 전환이 있다. 이 모델은 학생들 발전에 기여하는 더 전체적인 작업이 가능하다는 장점이 있다. 또한 교육 업무에 더 많은 치료 언어를 도입하는 방법을 배우는 교육자와 보조자를 위한 모델 역할을 한다.

네 번째 미술치료사는 16세 이상의 학생들을 위한 "안전" 집단을 다루었다. 이 집단은 온라인과 현실 세계 모두에서 위험을 식별하고, 자신을 안전하게 지키는 방법을 배우는 데 주안점을 둔다. 미술, 카드, 그리고 서사를 사용하여 학생들은 대중교통이나 쇼핑몰로 걸어갈 때와 같은 다양한 장소에서 경험을 설명했다. 그들은 또한 위험을 발견했을 때 무엇을 해야 하는지도 배웠다. 예컨대, 미술 활동 중 하나는 신체의 다른 기관에서 감정 식별을 위해 그들의 몸을 그리는 과정이었다.

일부 학교는 서로 다른 모델을 동시에 구현한다. 한 학교에서 일부 집단은 집단수업 미술치료의 원칙을 고수한다. 보조자와 교사는 학생들과 함께 이 집단에 참여한다. 이 모델은 교사와 보조자를 참여자로 치료 범위에 배치한다. 학생들과 함께, 작품을 통해 자신을 표현하고 토론에 참여하도록 초대된다. 이는 교사가 배터리를 재충전하고 학생들에게 집단에 대한 또 다른 시각을 제공할 수 있도록 하기 위해 진행된다. 같은 학교의 다른 집단은 특정 주제를 중심으로 움직인다. 가령, 미술치료사는 언어 치료사와 시각장애 강사와 함께 집단을 수행했다. 초점은 시각 장애가 있는 지적 및 발달장애 학생에게 맞춰졌다. 집단 설정은 그들이 시각장애와 관련된 어려움을 처음으로 표현할 수 있었다. 각 어려움은 결국 교장에게 보내는 편지로 바뀌었다. 이는 집단 촉진자가 뒷받침하는 일종의 자기옹호를 구성했다. 이 편지는 학교에서 시각장애인을 위한 접근성을 개선하는 결과를 낳았다(예: 노란색 의사소통 표지판 및 특수 좌석). 또 다른 여학생 집단은 무엇이 여성스러운지 매니큐어나 새로운 헤어스타일과 같이 학생들에게 익숙하지 않은 활동을 실험할 수 있는지에 대해 토론함으로써 여성성에 대해 연구했다.

구두 개입

면담에서 일부 미술치료사는 언어로 의사소통할 수 있는 학생들에게 자신의 작품을 관찰하고 관련시키는 방법을 가르칠 필요성을 강조했다. 한 미술치료사는 이 과정에 내담자 교육이 필요하다고 언급했다. 그는 그들을 작품의 일부로 만들고(게슈탈트 접근 내에서) 마치 특정 인물이나 작품의 일부 인 것처럼 자신을 표현하려고 노력한다고 제시했다. 그는 한 가지 빈번한 주제가 접촉 부족으로 인한 좌절이라고 설명했다. 또 이러한 좌절감에 대한 배출구를 제공하고, 학생 정체성의 사회-성적 측면을 다루려고 시도했다. 또 다른 미술치료사는 노래 사용과 학생이 특정 노래를 선택한 이유를 이해하려고 노력하고 해석을 학생과 공유했다고 밝혔다.

미술의 의미

한 피면담자는 학생이 갑자기 자신의 작품을 보고, 그것에 연결되고, 아름답다고 느끼는 유레카 순간을 묘사했다. 이 순간, 정신은 이 학생들에게 매우 중요한 성공과 능력의 경험을 통해 꽃 피우고 그들 안에 정착된다.

많은 피면담자는 학생들 표현 범위를 비언어적으로 또는 반복에서 벗어나는 방법으로 확장하기 위해 다양한 방식으로 미술매체를 사용한다고 설명했다. 미술매체의 개입을 통해 새로운 가능성이 열린다고 주장한다.

다른 피면담자는 학생들이 미술매체를 통해 자신을 표현하는 능력이 향상되고, 학생의 환경에 익숙하지 않은 새롭고 풍부한 표현을 가져오기 때문에, 미술치료사들이 전시회를 기획하는 경우가 많다고 강조했다. 이러한 전시는 자부심의 원천이 되고, 교직원과 가족 구성원이 학생/가족 구성원의 측면을 재발견할 수 있게 하며, 학생들이 다른 사람과 자신의 강점(장애에 관여하는 것과 반대되는)을 소통할 수 있는 기회를 제공한다.

부모와 교직원이 참여하는 협력적 개입

부모와 협업

한 피면담자는 이 학생들의 부모와 함께하는 작업이 얼마나 중요한지 강조했다. 지적 및 발달장애 학생의 많은 부모는 자녀를 독립적으로 키우는 데 어려움을 겪으며 이는 교직원과 학부모 간의 지속적인 교류로 이어질 수 있다. 특히 부모가 자녀가 가능한 한 많은 독립성을 얻도록 허용해야 하는 졸업이 가까워질 때 그렇다. 부모와 함께 하는 작업은 독립이 그들과 자녀들에게 최선이라고 그들에게 확신시키기 위한 설득을 목표로 한다.

또 다른 피면담자는 기관에서 학부모가 다양한 방식으로 교직원과 대화한다고 언급했다. 각 미술치료사는 학생의 부모와 직접 접촉한다. 여기에는 1년에 최소 세 번 회의와 필요에 따라 전화 통화를 포함한다. 학생의 삶에서 중요한 이정표가 될 때 학부모는 여러 분야의 교직원을 만나도록 요청받는다. 또한 특정 부모는 부모지도를 받으며 학교 내에서 부모-자녀 미술치료에 참여하도록 요청받을 수 있다. 마지막으로, 학부모에게 10-15명의 참여자가 있는 12회기 집단 공동연수에 참석하도록 권장한다. 집단은 치료 카드와 토론을 통해 작업한다. 내용은 때때로 부모로부터 나오지만 발달 단계, 분리, 독립 등의 다른 주제는 진행자가 제시한다.

교직원과 협업

학교체계 내 또는 학교 기숙사에서 갈등이나 오해를 포함한 모든 유형의 상황은 학생들을 더 깊이 관찰할 수 있는 기회를 제공한다. 한 피면담자는 미술치료실에서 학생들이 공부를 재개하거나 진정할 수 있도록 갈등 상황을 중재한다고 언급했다. 이러한 틀은 작고 각 학생을 면밀히 관찰하기 때문에 치료 회기 외에 학생들에게 접근하여 도움이 필요한지 여부를 확인할 수 있다. 다른 피면담자들은 이 학생들과 전반적으로 함께하며, 쉬는 시간이 필요하다고 느낄 때 미술치료실에 오는 등 치료 외에도 그들과 같이 머물러 있는 경우가 많다고 언급했다.

많은 피면담자들은 이 학생들에게 내재된 창조적인 힘을 다루었다. 미술치료실 밖에서는 볼 수 없는 학생들 모습이 자주 나타난다고 밝혔다. 미술치료사는 학교에서 교직원과 학부모에게 미술 작품을 선보임으로써 다른 사람들이 이러한 능력을 인식하여 학생들 성취를 인정할 수 있기를 희망한다. 이 학생들은 자아 기능이 낮은 경우가 많기 때문에 미술치료사의 역할은 학생들 내면세계에 대한 역동적인 파악을 바탕으로 이러한 성과를 전면에 내세우는 데 있다. 이는 직원의 이해를 높이고 변화를 장려할 수 있다. 예컨대, 한 학생은 미술치료실 바닥에 물감을 붓고 바르는 경향이 있었다. 미술치료사는 안과 밖을 구분하기 어렵다고 느꼈다. 치료는 상자와 용기에 물감을 붓는 것을 포함했고 이는 또한 작품을 만들었다. 상자 안에 물감을 모으는 일은 학생들이 더 정리된 마음가짐으로 수업에 복귀하는 데 도움이 되었다. 그가 겪은 과정을 교직원들과 논의하면서 그들은 학생의 행동에 대한 부정적인 감정을 정당화하는 동시에, 쏟아지고 비방하는 것을 막기 위해 할 수 있는 일을 다르게 바라볼 수 있었다. 다른 미술치료사들은 이 특정 집단에서, 작업은 미술치료실 밖에서 계속되어야 하며 공동 목표를 발전시키기 위해 다학제적 사고를 포함해야 한다고 제안했다.

임상 사례

17세인 데비빗(David)은 지적 및 발달장애 학생을 위한 특수학교에 등록되어 있다. 그는 가족 중 장남이며 두 명의 남동생이 있다. 그의 부모는 그를 돕는 데 많은 투자를 하고 있으며, 그의 다가오는 성인기에 대한 올바른 후속 조치 틀을 찾는 데 어려움을 겪고 있다. 데이빗은 몇 년간 음악치료를 받았고 올해 전환에 익숙해지고 유연성을 촉진하기 위한 시도의 일환으로 미술치료로 전환하기로 결정했다. 첫 회기부터 데이빗은 미술치료실에 들어가는 것조차 매우 힘들었다. 미술치료사는 함께 가자고 권유했지만 실패하자 학교 운동장에서 그와 함께 산책하기로 결정했다. 천천히 그들 사이에 연결이 이루어졌고 약 한 달 후, 데이빗은 처음으로 미술치료실에 들어가기로 동의했다.

미술치료실 안에는 커다란 화판이 벽에 걸려 있었다. 그 옆에는 구아슈 탁자와 각각 다른 색상과 적당한 붓이 있는 한 줄의 용기들이 있었다. 미술치료사는 판자에 종이 한 장을 걸고 데이빗에게 원하는 것은 무엇이든 그릴 수 있다고 설명했다. 그녀는 그에게 구아슈 탁자로 작업하는 방법, 매번 다른 색을 사용하는 방법, 각 붓을 다시 제자리에 놓는 방법을 보여주었다. 데이빗은 망설였다. 그는 구아슈와 종이를 보았고 자신에게 무엇이 필요한지 잘 모르는 듯 했다. 미술치료사는 다른 종이를 걸고 붓을 들고 종이에 표시를 했다. 데이빗은 흥미로워 보였다. 이것으로 미술치료실에서 첫 번째 회기가 끝났다.

일주일 후 미술치료사가 교실에 갔을 때, 데이빗은 웃음을 보이며 그녀와 함께 미술치료실에 가기로 동의했다. 치료실에는 이미 탁자위에 종이가 있었다. 그는 천천히 머뭇거리며 붓을 빨간색으로 적시고 종이쪽으로 걸어가 그 위에 빨간 원을 그리기 시작했다. 그는 기뻐 보였다. 그가 구아슈 탁자로 돌아왔을 때 미술치료사는 색을 바꿀 수 있다고 제안했고 그는 노란색으로 바꿨다. 그는 물감을 용기에 다시 담고고 종이쪽으로 가서 점점 더 많은 노란색 원을 그렸다. 종이에 소용돌이가 형성되어 서로 섞이기 시작했다. 종이가 어수선해지자 미술치료사는 종이를 교체하고 깨끗한 새 종이로 사용하기를 제안했다. 회기는 다른 종이에 더 많은 원을 그리며 계속되었다.

그 후 몇 달 동안 데이빗은 즐겁게 미술치료실로 가서 종이 길이와 너비를 따라 다양한 크기의 많은 원으로 구성된 모든 색상의 그림을 계속 제작했다. 미술치료사는 그 옆에 서서 그가 계속 그림을 그리고, 종이를 바꿔가며 격려하듯 바라보았다. 무엇보다 이 작업이 데이빗을 얼마나 행복하게 만드는지 보는 것을 즐겼다. 학급 교사는 데이빗이 회기를 신이 나서 기다렸다가 미술치료실에서 편안하게 돌아왔다고 보고했다. 약 여섯 달 후 원을 그리던 중 데이빗의 종이 바닥에 한 방울이 떨어졌다. 그는 관심을 가지고 점을 바라보고 더 만들기 시작했다. 이는 데이빗 그림에 점이 들어간 방법이다. 미술치료사는 흥분하여 그의 그림에 새로운 형태가 생겨났다는 것을 주목했다.

데이빗은 수년간 미술치료실에 꾸준히 다녔다. 미술치료사는 계속해서 그의 창작 과정에 동행했고 새로운 형태가 나올 때마다 그 참신함에 감탄했으며, 이는 데이빗도 행복하게 만들었다. 그의 정신은 부드러워졌고 회화적 예술 언어와 함께 기능 확장이 있었다. 데이빗은 교실에서 더 큰 행동 이야기를 갖기 시작했고, 사회적 관계는 배가되었으며, 여행 및 학교 밖 공연과 같은 조직적인 활동에 참여하기 시작했다. 스물한 살이 되자 졸업과 기숙사 입주가 다가오면서 미술치료사는 치료와 이별을 준비하기 시작했다. 그녀는 그가 기숙사에 가져갈 수 있는 매우 큰 캔버스에 그림 그리기를 제안했다. 데이빗은 들뜬 표정이었다. 그는 큰 캔버스 앞에 서서 몇 주 동안 그의 첫 번째 그림을 특징짓는 원에서 수년에 걸쳐 개발한 다른 형식에 이르기까지 모양과 색상을 추가했다. 이 그림은 데이빗이 자신의 이야기를 들려줄 수 있는 미술치료 작업에 대한 요약을 나타낸다.

요약

　지적 및 발달장애 학생 대상으로 한 미술치료는 여러 가지 구체적인 목표가 있다. 첫째는 언어로 표현할 수 없는 상황에서도 다양한 감정 표현을 장려하는 데 있다. 그 과정에서 학생들은 창의력을 개발하고 표현할 수 있게 되며, 더 큰 유능감으로 이어진다. 모든 피면담자는 반복 문제와 확장, 유연성 및 더 나은 균형을 찾을 필요성을 언급했다. 가능한 경우, 기능 수준에서 학생들이 구체적인 부분에서 상징적인 부분으로 이동하거나 환상을 표현하는 유희적 창작의 가능성도 이해하도록 도울 수 있다. 미술치료 내에서, 학생들은 자신을 솔직하게 표현할 수 있고, 어떤 일이 일어나든 받아들여질 수 있음을 알 수 있는 수용과 판단 정지를 포함하여 성인과 의미 있는 연결이 형성된다. 고기능 학생의 경우, 미술치료는 관찰, 정신화, 그들 강점과 약점에 대한 인식, 이러한 강점과 약점을 다른 사람에게 제시하는 방법 및 삶의 중요한 갈림길을 다루는 방법을 개발하는 데 도움을 줄 수 있다. 기능이 낮은 학생들에게 미술치료사는 중요한 중재자로, 미술치료실에서 작업을 통해 그들 경험을 돕고, 그들에 대한 더 큰 이해를 높일 수 있다.

　미술치료사의 주요 도전 과제는 지적 및 발달장애 학생의 치료가 느리다는 데 있다. 이는 좌절과 피로로 이어질 수 있다. 미술치료사는 작은 변화를 인식하고, 축하하며 이 학생들에게 그 중요성을 평가할 수 있는 많은 인내와 능력이 필요하다. 미술치료실 안팎의 외로움도 큰 걸림돌로 떠올랐다. 일부 미술치료사는 어린 학생들이 의도적으로 일탈 행동을 통해 환경을 조작하려고 하려는 등 열악한 위생 상태나 극한 상황에 직면했을 때, 이 학생들에 대한 거부감을 표현했다. 마지막으로, 일부 피면담자들은 학생들이 부모가 인정하거나 승인한 것보다 훨씬 더 독립적일 수 있다고 느끼는 갈등 상황에 주목했다.

　이 책의 앞 장들과 달리 미술치료사들이 제시한 개입은 크게 두 가지로 나뉜다. 일부 미술치료사들은 그들이 제공하는 비판단적인 용기가 가속화될 필요가 없는 창의적 과정 개발을 위한 밑거름이 된다고 주장했다. 그들은 반복적인 활동을 받아들이고, 발달을 구두로 칭찬하며, 완전한 수용을 전달하기 위해 모방을 구현했다. 개방형 작업은 이러한 과정을 촉진할 수 있었다. 반면, 다른 미술치료사들은 학생들 창작 과정을 확장하는 데 도움이 될 수 있다고 믿는 광범위한 개입을 제시했다. 이 개입은 치료의 적절한 순간 특정 미술매체 또는 기법 제공을 포함했다. 여기에는 다양한 미술 제작 기법을 통한 일기장 작업이나 휴대폰을 추가 자극으로 사용했다. 또한 다채로운 주제와 방식을 중심으로 구성된 집단치료도 포함했다. 모든 피면담자는 학생들, 특히 유아나 미술치료실에 들어가는 과도기에 있는 학생들을 돕기 위한 유연성의 필요성을 언급했다. 중등도 및 낮은 기능을 하는 상황에서, 그들은 또한 감정과 선택을 표현하는 데 도움이 되는 보완대체의사소통 사용을 제안했다.

참고문헌

Ashby, E. Resourceful, skillful and flexible: Art therapy with people who have severe learning disabilities and challenging behaviour, Chapter 7. In A. Gilroy (Ed.), Art Therapy Research in Practice. Peter Lang; 2011. pp. 159-80

Carrigan, J. Painting therapy: A Swiss experience for people with mental retardation. American Journal of Art Therapy 1993;32(2):53-7.

Ho, R. T., Chan, C. K., Fong, T. C., Lee, P. H., Lum, D. S., & Suen, S. H. (2020). Effects of expressive arts-based interventions on adults with intellectual disabilities: A strati- fied randomized controlled trial. Frontiers in Psychology 2020;11:1286.

Lett, C. Increasing expression in an adult male with Down syndrome and moderate mental retard- ation. Ursuline College; 2005.

Trzaska, J. D. The use of a group mural project to increase self-esteem in high-functioning, cognitively disabled adults. The Arts in Psychotherapy 2012;39(5):436-42.

White, I., Bull, S., & Beavis, M. Isobel's images-One woman's experience of art therapy. British Journal of Learning Disabilities 2009;37(2):103-9.

이 장에 기여한 미술치료사 소개

타미 에이브러햄(Tami Avraham), 미술치료사(M.A.) 및 감독관, 지적 및 발달장애 학생을 위한 특수학교에서 12년간 근무했다.

아이릿 벨리티(Irit Belity), 미술치료사(M.A.) 및 감독관, 하이파대학 창

의예술치료학 강사, 지적 및 발달장애 학생을 위한 특수학교에서 6년
을 포함한 21년간 미술치료사로 근무했다.

야엘 도마니(Yael Domany), 미술치료사(M.A.) 및 하이파대학 창의예
술치료학 강사, 지적 및 발달장애 학생과 성인 대상으로 12년을 포함
한 미술치료사로 21년간 일했다.

탈 고퍼(Tal Goffer), 미술치료사(M.A.) 및 심리치료사, 지적 및 발달장
애 학생 대상으로 6년을 포함한 교육계에서 미술치료사로 9년간 근
무했다.

라일락 허조그(Lilach Herzog), 미술치료사(M.A.) 및 교육 상담사, 특수
유치원에서 지적 및 발달장애 아동 대상으로 15년을 포함한 특수학
교에서 미술치료사로 21년간 근무했다.

댄 폴락(Dan Polak), 미술치료 박사 및 오노 아카데미대학 강사, 지적 및
발달장애 학생 대상으로 특수학교에서 15년을 포함한 미술치료사 및
성 치료사로 25년간 근무했다.

로니 세리(Ronny Seri), 미술치료사(M.A.), 지적 및 발달장애 학생을 위
한 특수학교에서 12년을 포함한 15년간 미술치료사로 일했다.

여섯

소개

　　사회적, 정서적 건강이 손상된 아동은 상당한 심리적 위험에 처해 있다. 심리적 문제는 아동의 교육 및 발달 잠재력을 실현하는 능력에 부정적인 영향을 미친다. 정서 및 행동장애(Emotional and Behavioral Disorders: EBD)의 시작은 학창시절로 거슬러 올라갈 수 있으며, 이는 중요한 모집단이다(Cortina & Fazel, 2015).

　　피면담자들은 정서 및 행동장애 학생들을 특수교육에서 마지막 기회를 주고자 하는 학교중퇴 직전 학생들로 특징지었다. 이러한 학생들은 일반적으로 갈등과 실망의 결과로 교육체계에서 모든 신뢰를 잃는다. 그들은 대개 절망 상태에 있다. 일부는 주의력결핍 과잉행동장애(ADHD)와 같이 진단되거나 치료되지 않은 상태에 대처한다. 대부분 충격적인 경험을 겪거나 어려운 가정환경에서 왔다. 이는 그들을 피해자-공격자, 통제-지배적 연속체 위에 놓을 수 있다. 한 피면담자는 그들이 끊임없이 자신을 공격한다고 느끼는 세상을 다루는 유일한 방법이 폭력과 공격성임을 배운 생존자라고 주장했다. 정서 및 행동장애 학생을 위한 특수학교에서 일하는 피면담자들은 비록 이 목표가 항상 달성되지는 않지만, 이 학생들이 3-4년 치료 후에 정규학교로 돌아갈 수 있도록 하는 데 주안점을 둔다고 밝혔다.

　　한 피면담자는 수년간 특수교육에서 정서 및 행동장애가 있는 두 주요 집단의 학생들을 다루었다. 첫 번째 집단은 끊임없이 폭발하고 괴롭히며 통제력을 잃거나 문제에 휘말리는 학생들로 구성되어 있다. 두 번째 집단은 매우 민감하고 불안하거나 의지가 강한 학생들로 구성되어 있으며, 그들은 자신이 왜 이 학교에 배정되었는지 정말로 이해하지 못한다. 그러나 그들이 폭발할 때는 마치 목숨을 걸고 싸우는 것처럼 최대 생존 양식에 있다.

정서 및 행동장애 학생을 위한 성공적인 집단미술치료 수행은 매우 어렵다. 그 이유는 이 학생들은 집단 환경의 규칙, 제한 및 경계에 저항하는 경향이 있기 때문이다. 미술치료사는 각 아동의 안보, 안전 및 자제력을 키우고 창의성과 치료적 성장을 극대화하기 위해 치료 틀 내에서 구조와 유연성 사이의 적절한 균형을 유지하는 방법을 배워야 한다(Perkins, 2007). 학대와 빈곤에 노출된 아동의 행동에 미술치료 경험이 미치는 영향에 대한 교사평가 연구에서 외현화된 행동문제(공격적 및 비행 행동)가 덜 나타난 것으로 밝혀졌다(Kim & Kim, 2014).

미술치료의 치료 목표

정서 및 행동장애 학생을 위한 미술치료는 사람들에 대한 학생들의 신뢰를 회복하는 데 주안점을 둔다. 따라서 미술치료사가 그들 편이고, 어려운 일을 미술작품이나 언어로 표현할 수 있으며, 미술치료실에 담길 수 있다는 믿음을 함양하는 데 있다. 한 피면담자는 특수학교에서, 각 학생 자신이 직면한 수많은 어려움을 다루기 위해 친밀하고 보호된 장소가 필요하다고 언급했다. 때문에 일반적으로 개별치료 시간을 받는다고 제시했다. 또 다른 미술치료사는 가장 근본적인 요구가 충족되지 않았기 때문에 심리치료/미술치료가 가장 필요한 학생들이 바로 이 학생들이라고 주장했다. 동시에 친밀하고 안전하며 상징적인 공간, 또한 어린아이가 되고 장난을 치며 자유롭게 의사소통을 허용하는 등 치료의 특성은 그들에게 도전적이라고 피력했다. 그들이 신뢰를 얻는 데 몇 달이 걸릴 수 있다. 한 미술치료사는 학생들이 내딛는 모든 발걸음이 꼭 넘어야 할 산으로 경험되며, 그 노력이 반드시 결실을 맺는다고 느껴야 한다고 강조했다. 그녀는 학교에 온 신입생의 초기 감정을 조율하고 담기 위해 자신의 감각을 둔화시키지 않기 위한 초보 미술치료사로서 힘들었던 첫해를 끊임없이 상기시킨다고 언급했다.

또 다른 핵심 목표는 이 학생들의 의사소통 능력을 향상시키는 데 있다. 이 학생들은 도움이 필요할 때 간혹 굴욕감을 느끼거나 패배감을 느낀다. 따라서 욕구나 어려움을 표현하고 이는 응답될 수 있으며, 욕구가 행동만으로 표현할 필요가 없음을 배우는 데 주안점을 둔다. 학생들이 교사에게 그들 감정과 욕구를 표현할 수 있도록 치료사들은 교사와 긴밀히 협력한다. 이 학생들 초기 관계는 매우 손상되었고, 의사소통 방식이 경직되어 있기 때문에, 종종 상황을 잘못 해석하여 사회적 상호작용을 잘못 판단하게 된다. 때문에 미술치료의 또 다른 목표는 타인과 상호작용에 있다.

피면담자들은 이 학생들이 그들 삶에 대한 통제력을 회복할 수 있도록 하는 데 대한 중요성을 강조했다. 이는 미술치료실에서 시작하여 외부 세계로 확장한다. 여기에는 학생들에게 그들 몸에 귀를 기울이도록 가르치고, 통제력을 잃을 때마다 경고하는 내부 모니터 또는 탈선방지레일 만드는 일을 포함한다. 치료는 또한 학생들이 폭발하고 통제력을 잃게 만드는 문제를 해결한다. 이는 교사와 협력하여 수행할 수 있다. 예컨대, 특정 학생에게 가장 적합한 대처 방식이 몇 분 동안 교실 밖으로 나가야 한다면 교사는 이러한 행동을 받아들이도록 권장한다.

피면담자 대부분은 미술치료의 목표가 학생들 진행 상황에 크게 좌우된다는 점을 주장했다. 학생들은 일반적으로 몇 년 동안 특수학교에 등록하기 때문에 그들이 입학했을 때 새로운 체계에 적응할 수 있도록 하는 데 주안점을 둔다. 여기에는 신뢰 구축, 자신감 획득, 역량 강화 및 희망 고양을 포함한다. 한 미술치료사는 미술치료가 학교에서 유일한 필수 과목이 아니기 때문에 학생들이 치료를 계속하도록 격려하는 방식으로 제시할 필요가 있다고 언급했다. 학생들이 정규교육으로 돌아가려고 하거나 곧 졸업할 때 목표는 그들이 다음 학문적 틀에 통합하거나 점진적으로 실생활에 들어가도록 돕는 데 있다. 그 사이에서 자존감과 더 긍정적인 자아상 구축도 포함한다. 또한 주어진 시간에 다양한 대응 방법과 보복이 항상 유일하거나 가장 성공적 대안이 아니라는 점을 파악하여 관련된 정신적 유연성을 개발하는 데 중점을 둔다. 많은 학생들이 적대적 반항장애(Oppositional Defiant Disorder: ODD) 진단도 받기 때문에, 한 가지 반응 형식에 빠르게 고정될 수 있으며 그들에게 열려 있는 다른 선택이 있음을 알 수 있도록 도움이 필요하다.

도전

모든 피면담자들은 이 학생들을 격려하는 데 매우 어려웠던 사례를 묘사했다. 이 학생들은 폭발적인 공격성, 폭력성, 혼돈, 강한 무력감이 특징이다. 때때로 학생들은 물리적으로 분리되어야 하는데 이는 신체적으로나 정서적으로 고갈되는 일이다. 미술치료사는 특수학교에서 누군가가 계속 뛰고, 밀고, 소리치고, 폭발할 때 대응하도록 경계해야 한다는 지속적인 압박감이 있다. 또한 학생들은 울거나 폭발하여 자신이나 다른 사람을 다치게 할 수 있기 때문에 붙잡거나 안을 필요가 있다. 일부 미술치료사는 이전에 이 집단을 다룬 적이 없기 때문에, 그 경험이 압도적이라고 토로했다. 한 피면담자는 학생들의 경험이 너무 파괴적이어서 처음에는 그들 기록을 읽는 것조차 어려웠다고 호소했다. 미술치료사들은 학생들에 대한 강한 연민의 감정과, 그들을 버리고 상처를 주거나 그저 곁에 있어주지 않는 부모에 대한 엄청난 분노도 언급했다.

한 피면담자에 따르면, 절망을 억제하는 일이 주요 걸림돌이라고 설명했다. 결손 가정에서 자란 이 절박한 학생들은 가정과 학교에서 수년간 샌드백이 되었다. 특히 절망은 부모가 없다는 사실로 인해 더욱 악화된다. 절망은 초기에 폭력적인 행동으로 나타나는 경향이 있기 때문에 이 학생들은 특수학교로 편입된다. 이 절망을 억제하려면 결속력이 필요하다. 그러나 이 피면담자는 무엇보다 어려운 부분이 나중에 나타나는 우울장애(depressive disorder)라는 점에 주목했다.

또 다른 어려움은 학생이 미술치료실에서 매우 퇴행적인 행동을 하거나 붕괴에 직면하는 상황을 포함한다. 이 순간은 미술치료사가 학생을 진정시키고 수업에 복귀시키도록 도와야 하는데, 다른 학생이 이미 문 앞에서 기다리고 있을 때 더 빠르게 진행되기 때문에 매우 두려울 수 있다.

한 피면담자는 학생들이 밝히는 어려운 정보를 공개하는 데 엄청난 어려움을 겪었으며 그 중 일부는 보고해야 한다고 제시했다. 예컨대, 한 학생은 미술치료사에게 가방에 칼이 있다고 말했다. 다른 학생은 고문하는 동물을 묘사했다. 이러한 상황들은 치료 동맹이 손상되지 않도록 신중하고 부드러운 접근이 필요하다. 강력한 치료 관계가 수립된 후에도, 학생들은 학교에서 퇴학당하는 심각한 범죄를 저지를 수 있으므로 치료사는 매우 무력감을 느끼게 된다.

유사한 맥락에서, 미술치료사가 폭력적 충동의 예행연습과 청소년기 이미지의 승화에 대한 구별도 중요하다. 예행연습은 의식적 인식과 계획 요소가 있는 반면, 승화는 일반적으로 무의식 과정이다(Phillips, 2003). 미술은 청소년이 폭력을 계획 및/또는 연습하는 표현 방식이 될 수 있다. 폭력적인 이미지는 청소년이 행동으로 옮기는 과정을 고려하는 데 대한 묘사를 할 수 있다. 이는 판단하기 어려울 수 있고 강력한 임상 기법 및 경험뿐만 아니라 뛰어난 관계가 필요하다. 특히 이미지 출처에 대한 인식은 예행연습과 승화를 구별하는 데 도움이 될 수 있다(Phillips, 2003).

교육 틀 내에서 적절한 미술치료실 찾기 또한 이 학생들과 치료적 작업을 수행하는 데 어려움을 안고 있다. 미술치료실에 가서 머물기로 결정하는 데 그들 어려움을 고려할 때, 치료사와 학생이 학교 행사에 방해받지 않는 한적하고 조용한 치료실은 필수다. 또한 치료실에는 특정 학생에게 적합하지 않은 미술매체를 보관할 수 있는 공간이나 찬장이 있어야 한다. 모든 미술매체 노출은 완전한 파괴로 이어질 수 있다. 이 회기를 마무리하기 위해, 한 미술치료사는 시간이 지남에 따라 창의적인 작업을 인내하는 학생들의 어려움을 토로했다. 그 치료 작업에 참여하고 고수하는 모든 일은 많은 학생들에게 도전이다.

개입 기법 및 전용 작업 모델

공격적인 행동의 경우 미술치료사의 위치

면담에서 나타난 가장 흥미로운 측면 가운데 하나는 공격적인 행동의 경우 미술치료사의 위치였다. 처음에는 이 문제가 역동 및 인지행동치료(Cognitive Behavioral Therapy: CBT)의 이론적 접근 간 차이와 관련이 있는 것처럼 보였지만 피면담자들 의견을 통해 반드시 그렇지 않은 점을 분명히 했다. 일부 미술치료사는 미술치료실 밖에서 내담자에게 무슨 일이 일어나고 있는지 알고 싶어 하며 이 정보를 다양한 방법으로 치료 회기에 통합한다. 그들 관점에서, 그들은 교육체계 내에서 일하기 때문에 이러한 연결이 필요하다. 반면 다른 미술치료사들은 알 필요가 없거나 알더라도 의뢰인이 제기하지 않는 한 미술치료실 밖에서 공격적 행동을 하는 데 관련이 없다고 주장했다. 그들은 교사가 도전행동을 다루기 때문에, 실제로 학생이 포함하고 싶은 것만 포함하는 치료 거품에 있도록 허용할 수 있다고 언급했다. 일부는 직원들이 이러한 선택을 이해하고 지지한다고 주장하는 반면, 다른 일부는 이러한 태도가 직원들로부터 비판을 초래한다고 지적했다.

미술치료를 위한 변증법적행동치료(Dialectical Behavior Therapy: DBT) 모델(Nissimov-Nahum, 2008, 2021)은 학생의 삶에서 주요 참여자 간 협력의 중요성과 공격적인 행동에 대처하는 방법을 다룬다. 이는 개입의 세 가지 영역을 제시하고 세 가지 모두의 효과가 동시에 치료의 성공에 필수적이라는 가설을 세운다. 가장 중요한 첫 번째 영역은 미술치료사와 학생 관계인 대인관계 공간이다. 두 번째 공간은 미술치료사가 학생의 삶에 미치는 치료의 영향력을 확장하기 위해 부모 및 학생의 교사와 의미 있는 접촉을 시도하는 체계적 공간이다. 이 공간에는 학생과 함께 작업하는 방법에 대해 교직원에게 감독을 제공한다. 마지막으로, 세 번째 개인 공간은 미술치료사가 자신의 개인 경험을 깊이 있게 검토할 수 있도록 한다. 이러한 각 공간 내에서 미술치료사는 두 가지 원칙에 따라 작업한다. 첫 번째는 학생과 환경의 요구에 대한 대응과 미술치료사의 내적 요구에 대한 응답으로 수용 공간을 조성하는 데 있다. 두 번째는 겉보기에 모순되는 원칙으로 변화에 대한 약속이다. 수용과 변화의 이 두 원칙은 서로 변증법적으로 관련되어 있으며 서로를 강화한다. 그 이유는 수용은 변화를 장려하는데 학생들이 수용되었다고 느낄 때 그들은 자신의 파괴적인 부분을 버리고 변화를 믿을 수 있기 때문이다. 반면, 변화하려는 의도가 있는 학생들은 수용이 공격적인 행동을 용납하지 않음을 이해한다.

경계 대 유연성

모든 피면담자는 미술치료실에서 치료를 위한 경계 설정이 중요하다고 강조했다. 회기는 정해진 날짜, 시간, 장소에서 진행한다. 일부는 미술치료실에서 용납될 수 없는 행동이 있으며, 중간에도 회기가 바로 종료되는 경우(예: 학생이 치료실에서 담배에 불을 붙임)가 있다는 지적도 나왔다. 이러한 경계는 교육체계에서 일반적으로 발견되는 경계보다 더 억제

되거나 느슨할 수 있지만, 미술치료실은 여전히 자체 규칙을 시행하는 장소다.

한편, 일부 피면담자는 각 학생에 맞게 치료 설정을 조정한다고 보고했다. 이 설정은 학생들이 자신에게 가장 적합한 방식으로 치료 받도록 돕기 위해 고안되었다. 한 피면담자는 회기가 특정 학생에게 맞춰 보이기 때문에 야외에서도 진행한다고 제시했다. 이를테면, 그는 당구대에서 한 학생과 오랜 시간 작업했다고 묘사했다. 이는 미술치료 참여를 위한 학생을 설득하려는 시도로 시작하여 공동 놀이와 억제, 통제 및 규칙에 대한 노력을 통해 계속되었다. 축구 경기에서도 다른 학생과 회기를 가졌는데, 이는 사회적 불안을 다루는 데 도움이 되었다.

미술치료의 역동적 접근법

피면담자들은 두 가지 주요 이론 접근법을 적용했다. 가장 중요한 접근은 역동적 접근법으로 교육 틀 내에서 구현하기가 항상 쉽지는 않다. 한 미술치료사는 그녀가 학생들에 대한 역동적인 태도를 간신히 유지하는 방법을 설명했다. 이는 외부 사건이 미술치료 계획에 영향을 미치지 않도록 하고, 미술치료실 내용이 학교 일상으로 새어나오지 않도록 노력하는 데 있다. 그녀는 환경으로부터 많은 침입을 경험한 학생들이 바로 이 학생들이라고 강조했다. 이 때문에 외부 개입 없이 깨끗하고 역동적인 용기(container)안에 있다고 느낄 필요가 있다고 보았다. 또한 그녀가 학생들 행동 프로그램의 참여를 거부했음을 의미했다. 미술치료실에서는 가능한 한 개방적이고 환영하는 분위기를 유지하려고 노력했다. 그리고 학생들이 미술매체를 사용하여 다양한 경험을 할 수 있도록 허용했다. 그녀가 학생들을 더 잘 알수록, 그리고 학생들이 교직원에 의해 더 잘 수용될수록 그녀는 더 자신감을 느꼈고, 학생들에게 폭넓은 미술매체 선택을 허용할 수 있었다. 대부분 학생들은 콜라주를 만드는 데 사용되는 인쇄된 잡지와 신문에 끌렸다. 그리고 치댈 수 있고 때로는 완성품(가면 틀)으로 이어질 수 있는 점토, 성형하고 채색하거나 몰드에 넣을 수 있는 석고, 목재 조각을 포함한 목공, 펄프 및 색상 혼합 작업, 판지 또는 상자 작업, 큰 종이 작업, 모래상자 작업 등 이러한 비교적 친숙한 매체는 미완성 작품이 많더라도 학생들에게 성공의 경험을 줄 수 있다. 여러 회기에 걸쳐 계속할 수 있는 모든 작업은 큰 성과였다. 예컨대, 나무와 같은 단단한 재료에서 실 및 직물과 같은 부드러운 재료로 이동하는 데 있어 미술매체 간 전환이 의미가 있었다. 미술치료사는 학생들이 원하지만 구할 수 없는 미술매체를 미술치료실에 가져오는 데 대한 얼마나 중요한지도 학생들에게 설명했다. 이런 식으로 미술치료사는 치료 시간 이후에도 그들에 대해 생각하고 있음을 보여주었다. 창조적인 작업은 주로 파괴를 수반했고, 자르기, 던지기, 흩뜨리기, 찢기 등을 포함해 반복되었다. 그 다음 학생들은 뜨거운 접착제로 붙이거나 못을 사용하거나 심지어 조각을 함께 꿰매거나 통합하기 시작했다. 또한 작업 대부분은 작품의 일부와 전체를 포함하는 상자나 그릇 또는 폴더와 같은 내부에 있었다. 창의적인 작업에 수반되는 담론은 그들 삶에서 일어나는 사건과 취약성이 어떻게 분열로 변했는지에 대한 예측과 세상이 그들에게 불리하다는 느낌을 다루었다.

역동적 접근법에 따라 작업하는 또 다른 피면담자는 미술치료실 찬장에 다양한 미술매체가 있지만 학생들이 문을 열고 재료를 꺼내고 닫는 일만 허용해 분노가 폭발할 경우 실내에 큰 파괴가 일어나지 않도록 한다고 밝혔다. 그녀는 너무 많은 자극으로 범람을 피하기 위해 매우 열심히 노력한다고 설명했다. 미술매체는 분노와 공격성을 담는 그릇을 만들고 이를 조절하는 데 도움을 준다. 여기에는 파괴, 파손, 분해 및 조립, 퇴행성 재료, 톱질, 건설 및 해체를 위한 목공 재료, 도자기 제작, 점토 던지기, 상자의 설치 및 분리, 무기 및 칼 만들기, 공 던지기 및 잡기가 포함된다. 또한 부드러운 재료<직기(織機), 바느질, 뜨개질>는 반복성과 부드러움에 학생들을 정말 매료시켰고, 모래상자 작업은 그들이 작업한 다음 지울 수 있는 작업이었다. 그녀는 이러한 주요 취약성을 가진 학생들이 실제 인지행동치료(CBT)로 도움을 받을 수 있는지 또는 학생들이 사용하는 방어 메커니즘이 여전히 투영 및 분할과 같은 매우 원시적인 역동적 접근이 최선인지에 대해 고민 할 필요가 있다고 강조했다.

미술치료를 위한 인지행동치료(CBT)

다른 피면담자들은 어떻게 인지행동치료 원리를 미술치료에 통합했는지 설명했다. 한 미술치료사는 주로 학생들이 도전행동을 할 때 인지행동치료를 적용한다고 언급했다. 이러한 사건에 대한 정보는 학생 자신 또는 교직원으로부터 얻을 수 있다. 그녀는 학생들에게 무슨 일이 있었는지, 어떻게 느꼈는지 설명하도록 요청하고 함께 사건을 분석했다. 또한 학생들에게 사건을 예술로 묘사하고 시각적으로 제시하도록 제안했다. 또 다른 미술치료사는 학생이 만들고자 하는 주제와 수행할 수 있는 방법에 대해 대화함으로써 창의적 과정에 계획 및 유연한 사고의 요소를 통합한다고 설명했다. 나중에 이러한 사고의 형태는 원인과 결과를 보는 방법으로 삶의 다른 측면으로 확장할 수 있다. 또한 그는 변화를 측정할 수 있도록 학생들 행동의 기준 수준을 평가하는 방법을 찾으려고 노력한다고 강조했다. 학생들이 스스로 수행하기 어렵고, 집에서 도와 줄 사람이 없는 경우가 많기 때문에, 그는 교직원에게 행동 변화를 모니터링 하도록 요청했다. 한 미술치료사는 학생들이 더 잘 대처할 수 있도록 학급 환경을 사용한다고 밝혔다. 가령, 그녀는 학생이 함께 연습했던 대처행동 연습을 상기시킬 수 있는 항목이 포함된 상자를 준비하고, 교사에게 이 학생들이 위기와 폭발 순간에 상자를 참조하도록 제시한다.

치료 회기 구조

몇몇 피면담자는 치료 회기를 여러 부분으로 나누어 구성하는 방법을 설명했다. 예컨대, 회기 시작할 때 학생이 현재 감정을 표현할 수 있도록 감정 게시판을 사용하여 감정에 대한 구조화된 작업이 있을 수 있다. 그리고 학생들에게 방방(trampoline) 위에서 뛰기, 공놀이, 샌드백 치기 등과 같은 신체 활동에 참여하도록 제안한다. 신체 활동 후, 학생들은 미술 작품에 참여하도록 초대된다. 미술치료실이 많은 학교에서는 미술치료사가 학생에게 가장 적합한 설정을 선택할 수 있다. 피면담자 가운데 일부는 다양한 미술매체의 점진적인 발전에 대해서도 설명했다. 마커와 인쇄 매체 작업이 먼저 제안되고 치료 동맹이 강화됨에 따라 학생들은 나중에 더 퇴행적인 재료로만 작업한다. 각 회기에서 어떤 미술매체를 제시할지 결정하는 매개변수는 학생들 전반적인 상태, 주어진 날 상태, 미술매체 작업에 대한 친숙도 및 발달 단계에 따라 안내한다. 한 미술치료사는 학생들이 각 감정에 맞는 색을 선택하고, 그 색으로 그릴 수 있는 감정의 원을 만드는 창의적인 작업에 미리 정의된 구성 요소를 삽입하기도 한다고 언급했다.

미술매체를 활용한 감각, 정서 및 행동조절에 대한 연구

　일부 피면담자들은 점토, 플라스틱, 반죽, 모래와 같이 반드시 작품으로 만들지 않고도 조작할 수 있는 매체로 작업을 구성했다. 잡고, 주무르고, 만지는 행위 자체가 조절에 도움을 준다. 또한 학생들에게 제한하거나 제공하지 않을 도구와 매체도 언급했다. 가령, 나무로 작업하는 한 미술치료사는 학생들이 망치, 못, 톱으로 작업하도록 허용하지만 더 위험한 도구로는 허용하지 않는다고 밝혔다. 그녀는 학생들이 썰기 위해 칼을 사용할 때 세심한 주의를 기울인다. 이 집단과 함께 일하는 미술치료사들은 일본 칼, 가위, 날카로운 연필 또는 부상을 일으킬 수 있는 모든 도구를 숨기는 경향이 있다.

회전판

　아이나트 아라드(Einat Arad)는 과도한 움직임을 포함하는 행동문제가 있는 아동 집단과 함께 작업하면서 개발한 기술을 제시했다.

　문제는 흩어져 있고 범람하는 움직임을 긍정적이고 집중적이며 유보적인 성장으로 바꾸는 데 있다. 아동들과 직원들 움직임은 회전운동의 연상을 불러일으켰고, 회전판에 색을 입힌 작품 개발로 구상이 떠올랐다.

　이 장치는 플라스틱 판을 회전시키는 나무 상자에 연결된 배터리 구동 모터다. 모터를 켜면 판이 회전하고 학생은 마커, 수채화 또는 구아슈로 그 위에 그림을 그린다. 판 위에는 놀라움과 성공감을 불러일으키고 동기부여를 높이는 원과 나선이 만들어진다. 이 기술은 초점, 집중 및 감정 조절을 발달시키는 데 도움을 줄 수 있으며 상당한 관심을 끌었다(영상은 www.earad.co.il 참조).

내담자의 폭력적 그림 작업

　내담자의 폭력적인 그림에 직면했을 때 미술치료사는 이러한 청소년과 폭력의 관계를 탐구하기 위해 기꺼이 삶의 어두운 면에 뛰어들어야 한다. 미술치료사 자신의 환상, 두려움, 그리고 심상을 탐구하는 과정은 청소년이 그들 미적 표현에 부여하는 의미를 이해하는 데 매우 중요하다.

많은 지침이 폭력적인 내용을 강화하거나 묵살하지 않고도 창의력과 치유 잠재력을 효과적으로 활용할 수 있도록 도와줄 수 있다. 여기에는 다음과 같은 노력을 포함한다. (1) 폭력적인 그림에 혐오감, 두려움 또는 극심한 충격으로 반응하지 마시오. (2) 청소년 미술에서 분노, 공격성 또는 폭력을 포함할 수 있는 강한 감정의 표현을 허용하고, 지원하고, 때로는 격려하시오. (3) 청소년과 함께 작업의 의미를 탐구하시오. (4) 폭력적인 내용뿐만 아니라 전반적으로 창의적인 표현을 개발하고 장려하시오. (5) 미술의 내용을 소중히 여기지 않을 때에도 입증된 기법을 소중히 여기고 이를 매우 명확하고 일관되게 전달하시오. (6) 폭력적인 그림 및/또는 관련 감정 표현을 위한 창의적 대안을 찾으시오(Phillips, 2003).

특수학급 미술치료 모델

많은 피면담자들은 또한 특수학급 미술치료를 제공한다. 대부분 학생들이 집단 작업 중 치료사를 다른 사람들과 "공유"할 의무감을 느끼지 않도록 개별 작업을 하지 않도록 노력한다고 언급했다. 한 미술치료사는 이 학생들 신뢰 수준이 극도로 취약하며, 집단 공간에서 치료 동맹이 얼마나 쉽게 분열될 수 있는지를 강조했다. 대조적으로, 다른 미술치료사는 집단으로 함께 작업하는 수업에서 개별 작업을 선호한다고 전했다. 그 이유는 집단 수업에서 학생들을 볼 수 있는 능력이 다른 학생들과 상호작용을 포함하여 그녀가 개별적으로 계속 작업할 수 있도록 하기 때문이다.

특수학급 미술치료 회기에는 모든 교사와 조교가 참석한다. 참석한다. 한 피면담자는 교사와 조교가 실제 수업의 양육 모델을 구성하고, 미술치료사가 정서적 내용을 이 공간에 소개한다고 강조했다. 특수학급 미술치료의 목표 중 하나는 의사소통 내용을 접목해 단순히 행동으로 옮기지 않고, 말로 표현할 수 있는 장소가 되는데 있다. 대부분 각 회기가 끝난 후 구두 및 미술을 통해 경험을 공동 처리하는 데 한 시간이 소요된다(그래서 교사와 조교가 직접 기법을 경험할 수 있음). 미술치료사 성향에 따라 교사와 조교의 역할이 달라진다. 그들은 집단에 참여하도록 초대되어 학생들을 위한 일종의 모델링에 참여하지만 다른 경우는 주로 억제 및 징계 문제를 담당한다.

한 피면담자는 이 형식으로 작업하는 일이 어떻게 현재 학급 분위기에 학생들의 창의성을 적용하도록 유도하는지 설명했다. 특수학급 미술치료는 대개 구조화되어 있다. 이는 학생들이 그들 감정을 말하는 명확한 집단행동 규칙이 있는 개회식으로 시작한다. 때로는 학생들이 서로에게 마이크를 건네주는데, 마이크를 들고 있는 사람만 말을 할 수 있다. 그리고 학생들에게 조용히 하라는 표지판이 있다. 교사는 교실에서 다른 위치에 앉도록 요청받을 수 있고 참석을 통해 기여할 수 있다. 집단은 학생들이 처음에는 개별적으로 작업하고, 그 후 2인1조로, 그 다음에는 소집단으로, 그리고 마지막에는 행동적으로 가능할 경우 전체 학급이 함께 작업한다는 점에서 점진적으로 발전한다. 다른 피면담자는 매번 집단의 연간 주제를 선택하는 방법을 설명했다. 예컨대, 중학교로 전환을 위한 주제는 "중학교로의 여정"이 될 수 있다. 학생들은 한 해 동안 자신이 가지고 있는 강점과 습득하고 싶은 강점을 결정한다. 그들은 연초에 그들이 한 해 동안 한 일들을 모아 배낭이나 여행 가방을 만들 수 있다. 활동은 학생들에게 매력적이고 상당한 창의성이 필요하다(예: 이 여정의 다양한 측면을 나타내는 학교 운동장에서 사진 찍기). 다른 미술치료사는 집단이 함께 창작할 수 있지만 학생들이 함께 논의한 후에만 주제를 결정하는 공통 기반을 제공한다고 이야기했다. 또 다른 미술치료사는 그녀가 가져온 운동이 매우 측정되고 구조화되었으며 주요 목적이 학생들 놀이 능력을 확장하는 데 있다고 언급했다.

다른 학교에서는 집단 작업이 보통 주제에 따라 진행되며, 교실 환경이나 통합 수업에서 이루어질 수 있다고 한 피면담자는 제시했다. 가령, 그녀는 교사들이 절실한 필요성을 느꼈기 때문에 신입생 집단을 만들기로 결정한 해를 묘사했다. 집단 활동의 일환으로 규칙과 규정을 설명하고 학생들이 어떻게 하면 가장 잘 적응할 수 있을지 이야기를 나눴다. 새로운 학교에 적응하기 힘든 마음을 나누는 자리이기도 했다. 또 다른 경우는 필요해 보이는 학생들을 위해 인맥을 만드는 주제로 집단을 구성했다.

미술의 의미

Waller(2006)는 미술치료실의 안전한 공간에서 만든 미술이 아동이 쉽게 말로 표현할 수 없는 감정을 탐구하고 표현할 수 있도록 한다고 주장했다. "어려운" 감정을 표현하는 대신 아동은 감정을 사물에 담는다. 그리고 미술치료사와 공유할 수 있다. 미술은 강력한 감정을 담는 "용기(container)" 역할을 할 수 있으며, 아동과 미술치료사 간 의사소통 수단이 될 수 있다. 피면담자들은 미술이 무엇보다도 이들 학생들에게 표현의 수단이며, 흘러넘치는 그들 내면세계를 표현하는 방법이라고 강조했다. 표현을 넘어 예술을 만드는 행위 자체도 진정한 효과를 낼 수 있다.

한 피면담자는 미술이 말의 부담에서 해방된다고 보았다. 구어는 이러한 학생들의 많은 노력을 필요로 하며, 진정한 자아의 표현과는 거리가 멀다. 그는 이 학생들이 언어적 폭발에 대해 가장 많은 비판을 경험하기 때문에, 언어 사용의 의무에서 벗어나 감정을 표현하는 데 도움이 될 수 있다고 강조했다. 이는 치료에서 훨씬 더 늦은 단계에서 단어가 나타나는 이유다. 미술은 또한 유능함을 부여할 수 있다. 특히 삶에서 여러 번 좌절을 경험한 학생들은 자신의 능력을 드러낼 기회가 없었기 때문이다. 구체적으로 그렇게 할 가능성이 힘의 원천이 된다.

부모 및 교직원이 참여하는 공동 개입

부모와 협업

부모와 함께 작업하는 일은 매우 중요하다. 한 미술치료사는 대면이든 전화든 관계를 유지하기 위해 일치된 조치를 취한다고 언급했다. 학부모 접촉을 통해 미술치료사는 학생의 필요와 욕구를 부모에게 중재할 수 있다. 그러나 모든 피면담자들은 학부모와 함께 일하는 것이 매우 어렵다고 호소했다. 여기에는 그들이 복잡한 가정문제로 인해 미술치료사와 관계를 구축하는 데 관심이 없는 이유도 포함된다.

일부 학교는 정서 및 행동장애 학생의 부모를 위해 미술치료 집단을 조직한다. 이 회기는 부모가 혼자가 아니며 다른 부모도 비슷한 어려움을 겪고 있음을 분명히 알리는 데 주안점을 둔다. 이 집단은 특히 인지행동치료 오리엔테이션에서 자녀를 더 효과적으로 다루는 방법을 배우는 활동에 참여한다. 개입은 언어와 예술을 통해 이루어진다. 예컨대, 부모는 "종이에 두 가지 색상으로 자신과 자녀를 그리시오"와 같은 메시지를 받을 수 있다. 그림은 관계의 구성 요소를 명확히 하는 데 도움이 될 수 있다. 미술치료사는 이러한 집단을 촉진하기 위한 노력에도 불구하고 부모가 거의 참석하지 않거나 더 이상 추가 회기를 위해 돌아오지 않는다고 지적했다. 다른 미술치료사는 코로나 대유행 동안 부모를 지원하기 위해 성공적인 줌(Zoom) 집단을 이끌었다고 전했다.

교직원과 협업

이 장을 위해 면담한 미술치료사들은 직원들과 팀을 구성하고 가족처럼 일한다고 묘사했다. 그들은 이 학생들과 함께 작업하는 데 헌신하고 진심으로 대하는 매우 특별한 직원들을 칭찬했다. 그들 중 많은 사람들은 그들이 경험하는 매우 복잡한 상황에서 생존하는 데 도움이 되었다고 설명했다.

한 피면담자는 정규학교에 통합된 정서 및 행동장애 학생들의 학급에서 결속력을 언급했다. 그는 교사와 함께 학생들의 어려움을 중재하여 교실 문제를 해결하는 데 도움을 주었다. 또한 각 학생에게 맞춤화된 행동 프로그램에서 교육-치료 직원의 공동 작업에 대해서도 설명했다. 각 수업이 끝날 때마다 학생은 자신의 행동 목표를 달성했는지 평가했고, 교실에 들어오는 모든 사람이 그 변화를 볼 수 있도록 목표 게시판의 색상을 바꾸어 진행 상황을 표시했다.

또 다른 피면담자는 학생들이 미술치료사와 교직원 사이의 관계에 매우 민감하여 부정적으로 해석될 경우 치료 관계를 약화시킬 수 있다고 지적했다. 그녀의 해결책은 도전행동을 하는 학생들이 들어갈 수 없는 교무실의 교사들에게 연락하여 도움을 요청하는 일이다. 반면 다른 미술치료사는 분열을 일으키지 않는 것이 얼마나 중요한지 강조했다. 즉, 학교에서 학생 한 명이 관련된 어려운 사건을 보게 되면 학생에게 그 사건을 보았다고 말함으로써 어려움이 나뉘어 미술치료실에 들어가지 않도록 돕는다고 설명했다. 다른 경우는 교사가 학생 한 명이 폭발 직전에 있는 것을 보고, 그를 도울 수 있을지도 모른다는 생각이 들면 미술치료사를 부르기도 한다. 미술치료사는 회기에서 따르거나 다루어야 할 무언가를 식별할 때 직원에게 의지하기도 한다.

피면담자들은 교육 틀에서 지원, 도움 및 예방의 필요성을 강조했다. 한 미술치료사는 학교장이 연 초 전에 교직원들 예방교육을 확인하기 위해 기울인 노력에 대해 설명했다. 교사와 보조자는 모두 특수학급 미술치료에서 작업할 때 미술치료사의 지원과 도움을 받았다. 피면담자들은 미술치료 감독을 통해 지원받았다.

임상 사례

요시(Yossi)는 15세 때 정서 및 행동장애를 위한 특수학교에 다니기 시작했다. 그의 어머니는 5년 전에 세상을 떠났고 아버지는 정신병원을 드나들었다. 최근 몇 년 동안 요시는 성공적인 해결책을 찾지 못한 채 여러 위탁 가정에서 살았다. 그의 행동 문제는 그가 살 이유가 없다는 절망감과 함께 더 빈번해졌다. 그의 기록을 읽은 미술치료사는 요시에게 무엇보다도 자신감과 인간에 대한 신뢰의 재건이 필요하다는 것을 즉시 깨달았다.

첫 달, 교직원은 멀리서 요시를 관찰하여 그가 무엇을 좋아하고, 무엇이 화나게 하는지, 누구와 관계를 맺고, 공격적인 행동을 유발하는 경향이 있는지 확인했다. 쉬운 시작은 아니었다. 요시는 원하는 것을 얻지 못하자 교실 책상을 뒤집고 화를 내며 발로 찼다. 미술치료사와 주간 회기에 가자고 제안했을 때, 그는 거절했다. 그리고 학교 모든 사람이 그와 함께하기 위해 돈을 받고 있으며, 그의 최선의 혜택을 위해 행동하지 않는다고 주장했다. 미술치료사는 그를 미술치료실로 데려가는 방법을 계속해서 찾았고 교사에게 그가 무엇을 좋아하는지 물었다. 알고 보니 그가 정말 좋아하고 누구와도 놀고 싶어 하는 타키(Taki)라는 보드게임이 하나 있었다.

어느 날 미술치료사는 교장에게 다가가 부탁했다. 요시에게 교사 가운데 한 명과 일주일에 한 시간씩 타키게임을 하도록 결정했다고 전해달라는 것이었다. 선택한 직원은 당연히 미술치료사였다. 요시는 새로운 계획을 듣고 기뻐했다. 처음에는 회기가 놀이방에서 진행되었다. 요시는 매우 의심스러워서 후드티를 머리에 쓰고 겨우 게임에서 눈을 뗐지만 매주 계속 참여했다. 처음에 그는 게임 외에는 아무 말도 하지 않았다. 그러자 조금씩 미술치료사가 안부를 묻고 수업시간이나 쉬는 시간에 어떻게 지내는지 물었다. 동시에 요시가 무언가를 해야 할 때 분노 폭발이 계속 일어났고, 그의 기능은 여전히 열악했다.

　몇 달 간 놀이 끝에 미술치료사가 요시의 눈을 보거나 그에게서 한두 문장을 뽑아낼 수 있을 때 그녀는 미술치료실을 보고 싶은지 물었다. 요시는 머뭇거리며 들어갔고, 찬장에 있는 미술매체들을 살펴보았다. 그는 플라스틱 조각을 꺼내 반죽하기 시작했다. 그리고 창가로 다가가 밖을 내다보았다. 마침내 요시는 탁자 위에 플라스틱 조각을 놓고 말없이 방을 나갔다.

　일주일 후 요시는 미술치료실 문 앞에서 미술치료사를 기다리고 있었다. 그들은 함께 들어갔고 그는 모래로 가득 찬 상자로 걸어갔다. 요시는 모래를 만지고 집어 들며 손가락 사이로 미끄러지는 과정을 보고 다시 손을 모래 속으로 깊숙이 집어넣었다. 미술치료사는 그 옆에 서 있다가 몇 분간 놀이 후 그에게 모래를 모으고 상자 위에 천천히 흩뿌리는 손을 사진으로 찍는 방법을 보여주었다. 요시는 동의했고 다음 한 시간 동안 손과 모래를 함께 사진을 찍었다.

　이는 요시와 미술치료사 간 관계가 천천히 형성되기 시작한 방법으로, 그 후 몇 년 동안 지속되었다. 미술치료실에서 그는 처음에는 모래와 석고로, 나중에는 구아슈로도 천천히 작업을 이어갔다. 또한 요시는 그가 살면서 겪은 공포와 외로움을 그만의 방식으로 표현하기 시작했다. 이는 무시무시한 검은색과 빨간색 마스크를 매주 만들면서 오랫동안 가면 작업으로 나타났다. 많은 행동과 이미지를 가졌지만, 거의 말이 없는 치료였다. 요시가 미술치료사에게 자신의 이야기를 전하는 데 도움이 되었다. 동시에 그의 행동은 개선되었고 짜증도 줄었다.

　열여덟 살이 되자 요시는 졸업을 준비하기 시작했다. 미술치료사는 졸업 후 삶에 대해 부드럽게 언급했다. 그들은 요시가 학교를 졸업한 후 현실에서 어떤 일을 할 수 있을지에 대해 논의했다. 마지막 회기에서 미술치료사는 울컥했다. 그녀는 요시에게 그들이 함께한 미술치료 여정을 설명하는 긴 편지를 썼다. 간단한 문장으로 그가 겪은 기적적인 과정을 묘사했다. 요시는 회기 중 편지를 열지 않고 간결하게 작별 인사를 했다. 미술치료사는 많이 아쉬워했다. 1년 후 그는 왓츠앱(WhatsApp)에 그녀에게 다음과 같이 썼다. "미술치료실에서 작별인사를 한 이후로, 선생님이 나에게 쓴 편지를 읽지 않은 날이 하루도 없었다. 그 편지는 졸업 후에도 삶을 지속하는데 도움을 주었다."

요약

여기서 면담한 미술치료사들은 정규학교 내 특수학급과 특수학교에서 정서 및 행동장애가 있는 학생들과 함께하며 미술치료를 위한 많은 목표를 강조했다. 미술치료는 미술치료사와 유대감을 구축하는 동시에 일반적인 사람들에 대한 학생들 신뢰를 회복하는 데 주안점을 두었다. 미술치료는 이러한 학생들이 모든 종류에 대해 이야기할 수 있고, 그들 말을 기꺼이 들어주는 사람들이 있다고 느끼도록 의사소통 능력을 발달시키는데 도움을 줄 수 있다. 이는 그들이 내부 및 외부 자극에 반응하여 행동할 필요가 없다는 의미다. 미술치료는 처음에는 미술치료실 매체를 통해 나중에는 통제력을 상실한 경우 도움이 될 내부 난간을 구축함으로써 학생들이 그들 삶에 대한 통제력을 회복하도록 도울 수 있다. 마지막으로 미술치료사들은 목표가 학교의 틀에 적응 및 분리하고, 다른 틀로 전환 또는 공동체로 복귀에 이르기까지 학생들 단계에 맞춰야 한다고 강조했다.

이 학생들과 함께 작업할 때 가장 큰 어려움은 신체적으로나 감정적으로 그들을 억제하는 일이다. 미술치료사들은 치료를 시작하기 전 전환 및 준비 과정과 조교의 도움을 받고 적절한 미술치료 감독을 받는 데 대한 중요성을 설명했다. 일부 학생들 삶의 이야기가 견디기 힘들고 매우 퇴행적이며 망가진 상황에서도 절망을 담는 용기(container)가 되어 동행해야 한다는 점은 더 중요하다. 매우 어려운 내용은 언어와 미술 모두에서 발생할 수 있다. 이 내용은 학생들의 공격적인 행동이 자신과 학교 환경에 위험이 될 수 있기 때문에 공개 여부에 대한 우려로 이어질 수 있다. 이 내용을 완전한 기밀과 신뢰로 유지하려면 적절한 미술치료실을 찾는 일이 중요하다.

미술치료사들은 이 학생들의 폭력적이고 공격적인 현실이 어느 정도 미술치료실에 들어와야 하는지 판단하기 어려웠다. 일부는 무시할 수 없으며 외부 세계와 학생들 내면세계를 연결하는 일이 그들 임무라고 강조했다. 다른 사람들은 학생이 포함하기로 결정한 영역만 다룰 수 있다고 제시했다. 일부는 다중 체계 작업을 다루는 변증법적 모델과 변화에 대한 수용과 헌신 사이의 지속적인 연결을 언급했다. 대부분은 이론적 접근법을 언급했는데, 일부 미술치료사는 이러한 학생들에게 역동적 작업만이 적합하다고 주장했다. 다른 사람들은 인지행동치료 측면도 통합했다. 규정된 시간제한과 함께 각 내담자에게 다가가는 가장 효과적인 방법을 고안하기 위해 상당한 유연성이 필요하다는 데 모두 동의했다. 미술매체는 감각, 감정 및 행동 조절에 기여하고 각 미술치료사는 내담자에 맞게 치료 회기를 구성하는 방법을 찾았다. 대부분은 또한 관계를 관찰할 수 있는 특수학급 집단 환경에서 일했으며 이러한 학생들이 다른 사람들과 더 나은 연결 방법을 찾을 수 있도록 돕는 조치를 취했다.

참고문헌

Cortina, M. A., & Fazel, M. The art room: An evaluation of a targeted school-based group intervention for students with emotional and behavioural difficulties. The Arts in Psychotherapy 2015;42:35-40.

Kim, J., & Kim, K. Behavioral and musical characteristics of the children who are exposed to child maltreatment and poverty in South Korea: A survey. Child Abuse & Neglect 2014;38(6):1023-32.

Nissimov-Nahum, E. A model for art therapy in educational settings with children who behave aggressively. The Arts in Psychotherapy 2008;35(5):341-8.

Nissimov-Nahum, E.. A dialectic model for art therapy with students who behave aggressively. In D. Regev & S. Snir (Eds.), Integrating arts therapies into education. Routledge; 2001. pp. 128-46.

Perkins, S. Creating containment and facilitating freedom: Group art therapy with children with emotional and behavioural disorders (Doctoral dissertation). Concordia University; 2007.

Phillips, J. Working with adolescents' violent imagery. In C.A., Malchiodi, Handbook of Art Therapy Guilford Press; 2003. pp. 229-38.

Waller, D. Art therapy for children: How it leads to change. Clinical Child Psychology and Psychiatry 2006;11(2):271-82.

이 장에 기여한 미술치료사 소개

에이나트 아라드(Einat Arad), 미술치료사(M.A.), 감독관, 정서 및 행동장애 아동 대상으로 12년을 포함한 교육계에서 미술치료사로 18년간 근무했다.

한나 엑슈테인-레인(Hanna Ekshtein-Rain), 미술치료사(M.A.), 지도교수, 정서 및 행동장애 학생을 위한 특수학교에서 10년을 포함한 19년간 미술치료사로 근무했다.

드로르 카우프만(Dror Kaufman), 미술치료사(M.A.), 감독관, 11년을 포함한 정서 및 행동장애 학생을 위한 특수학교에서 21년간 근무했다.

리베르트 투리스키(Revital Turiski), 미술치료사(M.A.), 감독관, 정서 및 행동장애 학생을 위한 특수학교에서 9년을 포함한 교육계에서 미술치료사로 12년간 근무했다.

아타트 예페트(Anat Yefet), 미술치료사(M.A.), 감독관, 정서 및 행동장애 학생 대상으로 교육계에서 미술치료사로 8년간 근무했다.

일곱

소개

많은 아동이 질병과 사고를 포함한 다양한 의학적 상태로 서로 다른 기간 동안 병원에 입원한다. 교육부는 병원 내 학교를 통해 이러한 건강 장애(Health Impairment: HI) 학생을 위한 해결책을 제공한다. 이 학생들은 미술치료도 받는다. 이러한 치료 회기 설정은 다양하다. 일반 미술치료실에서 작업하는 경우도 있고, 회기 동안 의료 장비, 다른 환자 및 의료진이 있을 수 있는 병동의 환아 침대 옆에서 작업하는 경우도 있다. 치료 기간도 다양하며 단일 회기에서 만성 질환이 있는 학생을 위한 장기 치료까지 다양하다. 때로는 의료 절차를 위해 치료 회기를 중단하고 나중에 재개해야 한다(Weinfeld-Yehoudayan, 2013). 한 피면담자는 미술치료사가 잠재적 환아에게 접근하여 치료를 제안하기 때문에 병원에서 의뢰 과정이 다르다는 점에 주목했다. 그래서 그 과정의 주요 부분은 '구애'를 포함한다.

이 장은 다양한 병원 환경에서 일하는 미술치료사의 헌신을 반영한다. 일부는 내과 또는 외과 병동과 같이 짧은 기간 동안 병원에 있는 학생과 함께하는 반면, 다른 일부는 심장 또는 종양병동과 같이 병원에 더 오래 입원하는 학생과 함께한다. 마지막으로 한 피면담자는 재활 병원에 근무하는데, 여기서도 설정이 다르다. 이러한 다양한 접근과 가능성에 공간과 목소리를 주기 위한 것이다.

미술치료사는 의료 환경에서 일했던 오랜 전통을 가지고 있다. 이러한 연구들은 의료 환경에서 미술치료의 유용성을 지원하고 예술, 치유 및 공중 보건 조치 간 연관성을 보고했다(Metzl et al., 2016; Wigham et al.,

2020). Clapp 등(2019)은 아동과 청소년이 건강이 좋지 않은 상황에 적응하는 데 도움이 되는 미술치료 이점에 대한 체계적인 검토를 수행했다. 12편의 연구(다양한 의학적 상태를 가진 2세에서 19세 사이의 환아 대상)가 포함됐다. 10편의 연구에서 하나의 결과에 대해 상당한 개선을 보고했고, 전반적으로 효과에 대한 결론이 없는 경향이 있었다. Metzl 등(2016)은 이들 연구를 바탕으로 통증 수준이 낮을 때 미술치료 서비스를 제공해야 하며, 건강장애 학생이 신체적, 정신적으로 그 과정에 참여할 수 있다고 보고 했다. 특히 건강장애 학생이 상당한 통증을 겪고 있을 때 미술치료사는 더욱 "수동적" 미술치료 개입(예: 미술 감상 및 대화, 환아를 위해 또는 환아와 함께 만들기)을 고려해야 한다고 제시했다.

연구에 따르면, 만성적인 의학적 문제가 있는 아동과 청소년은 의료 서비스를 더 많이 사용하고 학교 출석과 학업에 더 큰 문제가 있다. 그들은 또한 심리적 부적응 및 정신 건강 문제를 더 많이 경험한다. 이러한 건강장애 학생을 위한 다양한 미술 프로그램이 있다. 예컨대, '삶을 위한 예술(Art for Life)'은 매년 5개월 동안 환아 25명을 예술가 멘토에게 연결하는 자원봉사 예술 멘토링 프로그램 공동체다. '삶을 위한 예술' 프로그램은 지역 예술가를 모집하여 이 학생들과 연결한 다음 일대일 멘토링 관계를 위한 치료 기반을 제공한다. 이는 미술치료사에 의해 창의적으로 구성되고 촉진된다. 일부 참가자(자녀, 부모 및 교직원)와 체계적인 면담은 이러한 멘토 관계의 중요성을 강조했다. 또한, 건강장애 학생의 자존감 향상, 가족 유대강화 및 새로운 대처능력개발로 이어졌다(Reed et al., 2015). Stafstrom 등(2012)은 미술치료 포커스 집단이 강력한 대인 관계와 더 나은 장기적인 심리사회적 기능을 개발할 수 있음을 밝혔다. 이는 유사한 영향을 받는 또래들과 자신의 장애를 탐색하고 논의할 수 있는 안전한 양육 환경을 제공할 수 있기 때문이다.

여러 연구에서 소아암 환아를 위한 미술치료를 다루었다(예: Aguilar, 2017; Raybin & Krajicek, 2020). Aguilar(2017)는 통학적 문헌고찰에서 소아암 환아를 위한 미술치료 효과를 분석했다. 그들은 질적 및 양적 연구의 포함 기준을 충족하는 연구 7편을 확인했다. 그 결과, 미술치료는 그림 개입의 형태로 가족 및 제공자와 의사소통 개선과 감정표현 방법을 향상시켰으며, 환아의 효과적인 대처능력을 발달시키고, 치료의 부정적인 영향을 감소시켰음을 시사했다(Aguilar, 2017; Kaimal et al., 2019). Favara-Scacco 등(2001)은 소아암 환아에게 미술치료 제공이 미치는 영향에 대해 보고했다. 주요 목표는 어려운 의료 개입 중에 장기간 정서적 고통뿐만 아니라 불안과 두려움을 줄이는 데 있었다. 그들은 첫 입원 당시 미술치료를 받은 환아가 협력적 행동을 보였음을 밝혔다. 그들 또는 그들 부모는 개입이 반복되어야 할 때 미술치료를 요청했다. 부모는 미술치료가 제공되었을 때 고통스러운 절차를 더 잘 관리할 수 있다고 언급했다. Stinley 등(2015)은 바늘 삽입 중 경험하는 신체적 고통과 심리적 불안을 줄이기 위해 신속하게 반응하는 만다라 개입을 구현하는 가능성을 조사했다. 그 결과, 치료군에서 생리적 스트레스 행동과 심리적 불안이 유의하게 감소했다. 이러한 발견은 급성 통증 시술을 받는 소아암 환아에게 아이패드(iPad)에서 만든 만다라 사용을 하도록 지원한다. 마지막으로 Councill과 Ramsey (2019)는 18개월 동안 미술치료에 참여한 소아암 환아와 그의 가족을 치료의 통합된 완화적 요소로 설명했다. 미술치료는 이 환아와 그의 가족이 가족의 변화하는 요구에 대응하여 진단에서 임종에 이르는 네 가지 뚜렷한 치료 단계를 탐색하는 데 도움을 주었다. 환아 삶의 마지막에 직접적이고 상징적인 의사소통을 통해 가족은 지속적인 유산을 만들 수 있었다.

미술치료의 치료 목표

병원에 입원한 건강장애 학생은 다양한 침습적 검사와 절차를 거쳐야 한다. 이는 통제력이 없는 강렬한 느낌을 준다. 미술치료는 이러한 어려운 경험의 표현을 장려하고 창의적인 재료, 기법 및 작업 방식의 선택을 통해 이 환아들에게 일정한 통제감을 줄 수 있다. 매체 선택, 예술적 노력, 그리고 가시적인 무언가를 자르기, 배열하기, 창조하기, 붙이기, 만들기 등 작품의 적극적 성격은 이 환아들이 질병의 희생자나 무력한 환자가 되는 힘든 감정이 아닌 능동적이고 유능한 창작자로서 자신을 경험할 수 있게 한다. 따라서 병원 내에서 창조할 수 있는 건강장애 학생들은 수동적 태도가 아닌 능동적 태도를 표현하며 의사소통이 가능하고 거침이 없다. 간혹 통제의 필요성은 미술치료실에 언제 갈지, 언제 회기를 시작하고 끝낼지에 대한 건강장애 학생의 결정에도 반영한다. 미술치료사 역할은 초대에 참여하고, 협상을 수립하는 동시에 아픈 건강장애 학생의 민감성과 필요성을 통제하고 이해하는 데 있다.

　때로는 창의적 행위 자체가 고통을 잠시 잊게 해주고 다른 데 집중하도록 도움을 준다. 또한 미술은 어려운 경험을 더 잘 표현할 수 있게 도와주기 때문에 건강장애 학생의 스트레스 수준이 감소하고 의료진과 협력은 증가한다(Malchiodi, 2013; Weinfeld-Yehoudayan, 2013). 한 피면담자는 단일 회기 경우에도 건강장애 학생의 상황에 초점을 맞추고, 그들에게 일어나는 일에 의미를 부여하며, 더 많은 정보를 얻기 위해 의료진과 대화하도록 격려하는 방법을 설명했다. 또 다른 피면담자는 그녀가 근무하는 병원에서 직원들이 건강장애 학생들이 응급실에 입원하자마자 미술치료사들을 통합해 의학적 틀 안에서 겪는 외상을 줄이기 위해 노력한다고 언급했다.

　미술치료는 다양한 질병과 부상에 대처하는 법을 배울 뿐만 아니라 외상과 상실을 처리하는 과정의 일부이기도 하다. 건강장애 학생들은 질병에서 사고에 이르기까지 다양한 유형의 외상으로 입원한다. 가끔 그들은 특정 기능 또는 기관의 상실과 그들 삶이 완전히 바뀐다는 인식이 있다. 미술치료는, 이 내용이 처음에는 창의적 작업을 통해 나중에는 단어를 통해 재구성하고 처리하도록 시작할 수 있다. 미술 활동은 외상과 연결되는 내면의 경험을 모양, 색상 및 감정의 언어로 그림에서 표현하도록 장려한다. 그 미술 작품은 외상에 접근할 수 있는 안전한 매체를 제공한다. 왜냐하면 외상은 건강장애 학생의 신체 외부에 있기 때문이다. 또한 그들은 미술이나 놀이를 통해 외상을 반복적으로 재현한다. 이러한 외상 경험의 반복적 처리는 안도감, 조직화 및 질병에 대처하기 위한 새로운 강점 발견으로 이어질 수 있다. 종종 질병이나 사고로 인해 신체 이미지가 손상되는 경우가 있는데, 이에 대처 방법을 찾아야 한다. 미술치료 건강장애 학생의 신체 변화와 변형 가능성에 대한 대처를 돕는 데 주안점을 둔다(Weinfeld-Yehoudayan, 2013).

　Kaimal 등(2019)은 미술치료가 치료의 어려움을 대처하도록 도와 줄 수 있는 방법에 대해 건강장애 학생과 보호자 교육의 중요성을 강조했다. 미술치료는 건강장애 학생들이 다양한 의료 절차(수술, 이식 등)를 준비하는데 도움이 될 수 있다. 모든 피면담자들은 건강장애 학생과 부모에게 의료 절차를 준비시키기 위해 수년에 걸쳐 개발된 다양한 방법을 제안했다. 고통스러운 의료 절차나 파괴적 진단은 외상으로 경험되며, 미술치료사는 건강장애 학생과 가족이 치료에 참여하면서 경험을 처리하고, 더 큰 회복력을 키울 수 있도록 도울 수 있다.

미술치료의 또 다른 목표는 가족이 어려운 경험을 처리하고 건강장애 학생이 가능한 최선의 방법으로 가족 및 지역사회에 다시 통합하도록 돕는 데 있다(Weinfeld-Yehoudayan, 2013).

재활병원에서 일하는 한 피면담자는 주요 목표가 이 건강장애 학생들을 가능한 한 규범적 삶으로 되돌리는 데 있다고 주장했다. 이 병원에서는 미술치료가 별도의 진료소에서 이루어지므로 학생들이 그들 방을 떠나야 한다. 그녀의 목표는 가능한 한 학생의 독립성을 회복하는 데 있기 때문에 자주적으로 능력을 습득하고 기술을 연습하는 데 노력한다. 또한 부모에 대한 의존으로 인해 자녀가 진정으로 원하는 바를 선택하기 어려운 경우가 많기 때문에 선택에 관한 연구도 포함한다. 재활병원과 종합병원 모두에서 기능 수준이 낮은 특수교육 집단의 경우, 병원으로 전환은 매우 혼란스럽고 미술치료사는 그들이 정서적으로 대처하도록 도와야 한다.

종양병동에서 근무하는 피면담자들은 질병을 다루는 데 있어 건강장애 학생과 가족 동반의 중요성을 강조했다. 다양한 문제와 감정이 발생할 수 있기 때문에 각 회기 목표는 현재 학생을 괴롭히는 문제를 파악하고 "지금-여기"에서 학생과 함께 작업하는 데 있다. 또한 질병의 경과는 부모-자녀 관계 및 질병에 대해 이야기하려는 가족의 의지와 관련하여 다른 문제(일부는 가족, 일부는 문화적)를 개입시킨다. 말기 환아의 경우 미술치료사가 환아와 가족을 동반해 지원하고, 격리된 환경에서 작별 인사를 할 수 있도록 돕는다.

도전

많은 피면담자들이 건강장애 학생을 "구애(拘碍)"하는데 대한 어려움을 언급했다. 실제 미술치료사에게 질서정연한 작업계획을 부여하는 일반 학교와 달리 병원에서는 매일 새로운 건강장애 학생과 어떤 환자가 도움이 필요하고 미술치료 참여에 동의할지에 대한 검증으로 새롭게 시작한다. 일부 피면담자는 실제 "구애" 또는 "유치(誘致)"라고 부르는 행위를 자세히 설명했다. 이는 컴퓨터나 태블릿을 통해 상호작용 시작과 다른 방법으로 관계 지속에 대한 희망도 포함한다. 한 미술치료사는 건강장애 학생을 유치하는데 대한 어려움이 부담스러울 수 있다고 호소했다. 그녀는 기운을 회복하기 위해 약간의 휴식을 취한 다음 다시 힘을 내어 돌아온다고 언급했다. 이처럼 병원 내 미술치료사는 의료 절차 중인 특정 환아를 찾을 수 없어 검색하는 데 시간을 쏟기도 한다. 이 모든 과정은 상당한 체력이 필요하다.

모든 피면담자는 병원에서 제공하는 치료가 의료에 부차적인 점을 분명히 했다. 그들은 병원에 입원한 모든 건강장애 학생은 병원 치료가 최우선이며, 모든 의료적 시술이 미술치료보다 우선시된다고 강조했다. 한 피면담자는 환아가 중요한 부분을 공유하고 있을 때 의사가 들어와 울기 시작한 사례를 설명했다. 이는 안전한 치료 공간을 만들고 유지하는 데 어려움이 있음을 다시 지적한다.

한 피면담자는 청소년과 함께 작업하는 데 관련된 어려움을 피력했다. 그녀는 이미 높은 독립성에 익숙한 청소년들이 병원에서 부모의 완전하고 면밀한 감시로 돌아가야 한다고 언급했다. 부모는 갑자기 전화 발신자 신원과 보낸 메시지를 포함한 그들의 행동에 훨씬 더 많이 간섭한다. 또한 그들은 다른 환자와 부모들이 있는 병실에 함께 있다. 이러한 십대들에게 간섭과 감시는 어려우며 그들 협력 의지에 영향을 미칠 수 있다.

재활병원에서 근무하는 한 미술치료사는 건강장애 학생들이 치료적 변화가 보이지 않는다고 느낄 때 드는 절망감을 표현했다. 그들의 감정변화는 매우 이해하기 어렵고 특성화하기가 쉽지 않기 때문에, 이는 좌절감을 초래할 수 있다고 덧붙였다. 많은 피면담자들이 현재 문헌에 잘 알려진 이차 외상과 수년간 힘들었던 이야기 그리고 고통으로 시달리는 건강장애 학생들을 다루는 어려움에 대해 이야기했다. 그 외상은 종종 미술치료사들 사생활에 들어간다. 이들 대부분은 수년간 병원 체계에서 일했지만 일부는 부담을 견디지 못하고 다른 곳에서 일자리를 찾거나 은퇴한 동료들도 있다고 설명했다.

마지막으로 종양병동과 같은 말기 상황에 처한 환아와 함께하는 피면담자들은 환아를 죽음에 동반하는 데 대한 상상할 수 없는 고충을 토로했다. 환아가 상황을 확실히 알고 있음이 명백한 상황에서도 부모가 자녀에게 임박한 죽음에 대해 치료사가 이야기하도록 허락하지 않을 때 더욱 복잡해진다. 이는 그들 개인 삶에도 영향을 미친다. 한 피면담자는 집에 올 때마다 자녀들을 안아준다고 고백했다. 그들이 아프지 않고 건강함에 대해 감사하다고 언급했다.

개입 기법 및 헌신적 작업 모델

병원의 열린 공간(환아의 침대 옆)에서 작업하기

Weinfeld-Yehoudayan(2013)은 병원의 열린 공간에서 친밀한 작업 공간을 만드는 방법을 제시했다. 미술치료사는 너무 간섭적이거나 공격적으로 인식되지 않도록 서비스를 제공하고 건강장애 학생의 동의를 얻어야 한다. 대부분 건강장애 학생들은 미술치료를 기대하지만 가끔 육체적 고통이나 다른 이유로 회기에 관심이 없다. 이 경우 건강장애 학생이 최종 결정권을 갖고 치료사는 회기를 취소해야 한다. 미술치료사는 다른 시간이나 날짜를 제안할 수 있다. 특히, 미술치료사는 주의를 기울여 건강장애 학생의 신체 및 의학적 상태에 따라 회기 시간을 조정해야한다. 무엇보다 치료 회기를 중간에 중단하거나 아예 시작하지 않는 다양한 상황이 있기 때문에 회기 기간이 변경될 수 있도록 개방적이어야 한다. 중요한 부분은 내담자가 주의를 딴 데로 돌릴 필요가 없는 고전적인 미술치료와 달리 병원에서 미술치료는 건강장애 학생이 일시적으로 신체적 고통, 약물치료 및 건강검진 등을 "잊을 수 있도록" 도울 수 있다는 점이다.

병원의 열린 공간에서 미술치료실은 기본적으로 건강장애 학생의 침대 옆에서 바퀴 달린 손수레에 담겨 있다. 손수레에는 창의적인 매체와 게임이 담겨 있어 한때 병원 밖 세상에 존재했던 경험을 할 수 있는 병동과 다른 공간으로 미술치료사와 학생이 들어갈 수 있도록 돕는다. 미술치료사와 손수레의 모습은 학생이 원하는 매체나 게임을 선택하고 원하는 대로 사용하는 관계를 형성할 수 있다. 골절, 손실, 외상 등과 같은 문제를 처리할 수 있는 부러진 물건과 같이 특정 주제와 연관된 장식을 장바구니에 담을 수 있다.

열린 공간에서 치료 회기를 진행하는 동안 제한된 승화가 필요하다. 미술치료에서 이는 건강장애 학생의 환경을 깨끗하게 유지하고, 미술매체를 통해 표현할 수 있도록 측면이 높은 특수 탁반, 앞치마, 침대 옆 탁자를 의미한다. 전체 창작 과정과 치료 작업은 직원과 학생 근처에 있는 사람에게 노출된다. 때때로 학생의 상태는 의료진의 집중적인 감독이 필요하다. 이를 위해서는 분리를 만들고 가능한 한 학생의 개인 정보를 최대한 유지할 수 있는 의료진과 협동이 필요하다. Weinfeld-Yehouday-an(2013)은 창작물이 모두 사적인 작품은 아니지만 환아의 작품을 보면 폐쇄된 미술치료실에서 만든 작품에 못지않은 개인적이고 사적인 과정을 거친다는 점은 분명하다고 지적했다.

열린 공간에서 작업하더라도 미술치료사는 건강장애 학생에게만 집중할 수 있도록 주의력을 키워야 한다. 치료 공간 조성의 중요성에 대해 의료진과 가족에게 설명하는 일이 도움을 줄 수 있다. 한 피면담자는 병원의 복잡한 환경에도 불구하고, 그녀가 작업하는 동안 치료 관계에 많은 변화가 있으며, 비록 회기가 정기적이지 않거나 많은 중단이 있더라도 환아와 의미 있고 친밀한 관계를 형성할 수 있다고 언급했다. 그녀는 다수 짧은 회기, 대화 및 초대를 통해 천천히 그리고 점차적으로 시간이 축적되어 일종의 용기(container) 경험이 될 수 있으며, 치료 관계가 의미 있고 깊이 있게 바뀔 수 있음을 발견했다고 시사했다.

또 다른 피면담자는 미술치료사가 침대에 접근할 때 건강장애 학생이 자주 누워 있다는 사실의 중요성을 제시했다. 이 위치는 실제 학생에게 적합하지 않은 경우 회기를 종료하기 어려울 수 있기 때문에 학생의 통제력 부족을 심화시킨다. 이러한 상황에서 치료사는 외상 경험을 다루는 데 매우 신중해야 하며, 측정된 개입과 종료로 학생이 이러한 경험에 계속 머물도록 강요하지 않아야 한다. 이런 점에서 미술매체의 창작초대는 각 학생에게 적절한 범위 내에서 정서적 탐구를 위한 안전한 공간을 구성할 수 있다.

미술치료사의 유연성

한 피면담자는 건강장애 학생과 가족에게 크게 의존하는 병원 내에서 환경이 얼마나 다양할 수 있는지 강조했다. 그녀는 의료 시술 중에도 가끔 학생들과 함께 미술 작품을 만든다고 설명했다. 가령, 화상을 입은 소녀가 붕대를 바꾸면서 그림을 그렸는데 이는 그녀를 더 편안하게 하고 협력을 증가시키는 데 도움을 주었다고 언급했다. 또 다른 예로, 수술 전 불안이 심했던 건강장애 학생과 함께 산책을 하면서 함께 그림도 그리며, 긴장을 풀었다고 제시했다.

단일 회기 미술치료

한 피면담자는 단일 회기의 개입 방식을 설명했다. 매일 아침 그녀는 병동에 있는 건강장애 학생 명단과 나이, 입원 이유를 받는다. 교사와 미술치료사는 누구를 치료 작업에 참여시켜야 하는지 함께 결정한다. 이들은 침대에서 침대로 옮겨 다니면서 건강장애 학생들과 이야기하며 미술치료가 필요한 곳, 통증 수준 측면에서 누가 치료 받을 수 있는지, 어떻게 모집 할 수 있는지 등을 파악한다. 또한 시술 전 건강장애 학생이 불안해하거나 미술치료에 대한 관심을 보일 때 도움을 주려고 노력한다. 이 작업은 항상 "지금-여기"에 초점을 맞추고 있으며, 미술치료사는 그 순간에 필요의 본질을 파악하려고 시도한다: 의료 절차 전후에 학생이 실망하거나 괴로워한 적이 있는가? (친구가 전화하지 않거나 곧 퇴원 예정이거나 또는 병동에 머무르는 데 지치거나 등). 미술 개입은 상황에 맞게 조정되었다. 예컨대, 만다라 그리기에 진정 효과가 나타나는데 특히 대부분 학생이 성공할 수 있기 때문이다. 학생이 더 불안해할수록 종이는 더 작아지고 작업은 더 구조화해야 한다. 간혹 미술치료사는 병원에서 집중 활동을 위해 특별히 준비한 카드를 학생에게 소개하기도 한다. 카드에는 "고통", "절망", "불안", "회복", "지지"와 같은 키워드나 또는 "아무도 내가 얼마나...", "이 입원은 나를..." 와 같이 완성해야 할 문구가 있다. 그리고 건강장애 학생 침대 주변에 서 있는 의사나 학생을 치료하는 간호사 사진도 있다. 또한 해변에서 친구들이 함께 수다를 떨고 춤을 추는 등 일상 활동에 참여하는 학생들을 보여주는 사진도 포함한다. 이 카드는 건강장애 학생이 어려움에 집중하고 작업을 시작하도록 도와준다. 일단 학생이 자신에게 맞는 카드를 선택하면, 미술 작품 구성을 촉진시킬 수 있다. 청소년의 경우, 개입은 현재 그들을 괴롭히는 모든 것을 포함한 콜라주 만들기를 한다. 이 단일 회기는 건강장애 학생에게 초점을 맞추고, 의미 부여와, 학생 상태를 명확히 하는 데 도움이 된다. 이를 통해 진정시킬 수 있고 두려움과 불안의 표현을 허용할 수 있다.

또 다른 피면담자는 단일 회기인 경우 건강장애 학생의 나이와 기능 수준에 따라 학생이 생각과 감정을 분리하고 겪고 있는 일을 더 깊이 볼 수 있도록 인지행동치료(CBT) 중재를 통합한다고 밝혔다. 그녀는 고통이나 불안을 위해 풍선 이미지도 사용한다. 입원 또는 의료 시술 첫날 풍선이 완전히 부풀어 오르지만 나중에는 줄어들고 더 잘 조절될 수 있다. 건강장애 학생이 창의적인 활동에 몰두하는 일이 적절하다면 이 과정을 끌어낼 수 있다.

창의적 활동에서 의료 장비의 적용

많은 피면담자는 저장실에서 의료 장비 및 치료 작업에 사용할 수 있는 모든 종류의 버려진 장비 찾는 방법을 제시했다. 한 피면담자는 건강장애 학생들 세계는 다양한 의료 절차와 의료 장비로 구성되어 있기 때문에 이 문제에 대한 대화를 활성화하려면 장비 자체가 학생에게 제공하는 일부가 되어야 한다고 언급했다. 학생은 오래된 청진기와 같은 접착 장치 또는 에이스(Ace) 붕대를 감거나 개조된 주사기로 물을 뿜으며 해부용 인형을 가지고 놀 수 있다. 의료 장비를 사용하여 예술 작품을 만들고 놀면서 학생들은 일반적으로 통제할 수 없는 장치를 통제할 수 있는 기회를 갖게 된다. 한 피면담자는 오랜 시간 건강장애 학생들 관심을 받아온 해부용 인형을 분해, 세척 및 붕대를 감는 등의 작업이 가능해 손수레에 영구적으로 보관한다고 설명했다. 예컨대, 그녀는 수술 받은 소녀가 인형에게 같은 수술을 활동에서 경험한 이야기를 묘사했다. 또 다른 미술치료사는 건강장애 학생들이 수술을 준비할 때 해부용 인형을 사용해 도움을 준다고 언급했다.

Megides 등(2009)은 예술가 하노치 피벤(Hanoch Piven)과 공동 개발하고 구축한 병원에서 건강장애 학생들과 함께 한 작업 모델을 설명했다. 그들은 병원의 종양병동에 공동연수를 열었다. 그 목표는 하노치 피벤의 작업 방식을 건강장애 학생들이 접근할 수 있는 색다른 물체로 초상화를 만드는 데 있었다(링크 http://pivenworld.com/ 참조). 공동연수 회기에서는 나무, 플라스틱, 금속, 직물, 자연물 등의 재료와 질감을 반영하는 다양한 유형의 매체를 중앙 탁자에 마련한다. 주사기, 수액관, 장갑, 마스크 등 학생과 가족에게 친숙한 의료기기도 포함한다. 일반적으로 이러한 의료 기기 사용과 관련된 무력감, 마비, 침입 및 통증과 반대로 선택과 통제의 위치에서 작업하는 데 그 근거를 둔다. 의료 소품을 가지고 놀고 이를 작품에 통합하는 능력은 학생들이 이 악기로 원하는 것을 하고 점수를 정할 수 있는 기회를 제공한다. 공동연수는 예술가와 연결이 열정과 창의성을 심어주는 어려운 주제 표현과 처리를 위한 이 기법의 잠재력을 강조한다.

고통스러운 시술을 받는 건강장애 학생을 위한 미술치료

Favara-Scacco 등(2001)은 고통스러운 시술을 받고 있는 건강장애 학생을 위해 다음과 같은 절차를 제시했다. (1) 임상대화-각 1시간 회기 동안 특정 질문을 통해 치료사는 즉각적이고 비정상적이며 충격적인 환경과 관련된 환아 행동을 확인한다. 대화 방법은 환아 연령에 따라 다르다. 가령, 2-5세 환아의 경우 치료사는 미술치료사를 장난스럽고 "안전한" 사람으로 인식을 촉진하기 위해 꼭두각시 인형을 사용한다. (2) 시각적 상상력-고통스러운 개입 전 환아를 지원하도록 고안되어 대안적 사고 과정을 활성화한다. (3) 병원놀이-봉제인형과 의료 기구를 활용하여 시술에 대한 연령에 맞는 설명을 할 수 있다. 설명이 압도적으로 인식되어 거부하는 경우 환아의 욕구를 존중한다. (4) 구조화된 그림-통제가 필요한 환아에게 사용한다. 그림 윤곽이 인쇄된 종이 한 장을 환아에게 주어 색칠하도록 한다. 구조화된 그림은 조직화된 외부 현실(그림)을 제공하며 불안과 긴장을 줄이는 데 도움을 줄 수 있다. (5) 중복 읽기-미취학 환아에게만 적용한다. 반복적인 이야기 읽기는 구조화된 그림에 버금가는 통제감을 자극한다. (6) 자유화-내면의 상상력을 해방시켜야 하는 환아를 위해 사용한다. 이는 환아가 화지에 "표현"함으로써 내면의 혼란을 외현화하고 제거하도록 돕는다. (7) 연극-자신의 불안을 "연기"하며 풀어준다. 연극은 움직임을 통해 완화해야 하는 환아에게 사용한다.

종양병동의 건강장애 학생을 위한 미술치료

최근 몇 년간 종양병동에서 더 많은 미술치료를 제공하기 시작했다. 이 병동에서 일하는 미술치료사들은 개입이 항상 가족과 문화에 따라 다르다고 강조했다. 이스라엘의 유대 및 아랍 문화권 미술치료사들은 질병의 여러 단계에 있는 건강장애 학생에게 무엇을 말할지 결정하는 것은 모든 가족의 권리이며, 가족이 선택한 방식으로 과정에 동행한다는 점을 분명히 했다. 질병과 그 의미에 대해 자유롭게 이야기하는 데 동의하는 가족이 있는 반면, 다른 가족은 체면 유지 및 가족 지위를 지속하기 위해 자녀나 가족들에게 말하지 않기로 선택한다. 미술치료사들은 건강장애 학생과 다른 가족들 정신건강에 더 좋다고 믿고 이 가족들이 질병에 대해 마음을 열도록 설득하지만, 최종 결정은 그들에게 달려 있다고 언급했다. 종양병동에서 치료는 몇 달 동안 지속될 수 있다. 미술치료 회기는 침대 옆이나 미술치료실에서 각 학생에게 적합한 장소에서 제공된다. 피면담자들은 치료 회기가 다양한 의료 절차를 위해 건강장애 학생을 데려가는 직원과 같은 외적요인 또는 통증이나 허약함 같은 내적요인으로 인해 종종 중단되기 때문에 안전한 공간과 치료의 연속성을 만드는 데 어렵다고 호소했다. 치료 회기 동안 학생들은 미술재료로 작업하도록 초대된다. 만약 그들이 침대에 있다면, 어떤 재료를 원하는지 질문을 받고, 미술치료사가 이를 손수레에 담아 온다. 때로는 이야기하기 힘든 죽음의 공포 등 질병을 둘러싼 복잡한 감정을 표현하는 데 도움을 준다. 표현 자체가 외로움을 완화하는 동시에 이러한 감정을 위한 여지가 있다는 느낌을 강화한다. 학생들이 병원에 격리되어야 할 때, 미술치료사는 그들이 함께 가져갈 수 있는 멸균 키트를 만든다. 방사선, 이식 등 의료 절차를 거쳐야 할 때 미술치료사들은 이 기간 동안 자신의 경험과 근황을 그려보고 쓸 수 있는 일기를 준비하는 경우가 많다.

　한 피면담자는 방사선 치료를 받기 위해 어린 환아들을 준비시키기 위한 종양병동 미술치료사 팀의 공동 개발 절차를 설명했다. 방사선 치료는 방사선실에서 시행되며 어린 환아가 가만히 누워 있어야 한다. 절차는 일상적인 마취를 피하기 위해 어린 환아와 부모가 놀이와 유도된 이미지를 사용해 몇 분 동안 움직이지 않고 누워 있는 연습(조각놀이)을 하고 부모 없이 선형가속기(linear accelerator)에 혼자 머무는 능력(공동사고놀이)을 키우기 위해 여러 회기로 구성되어 있다. 이 준비는 방사선실의 부모 및 의료진들과 협력하여 수행되었다. 의료진들은 환아들과 부모를 위한 그림이 포함된 지침서도 준비했다.

재활병원 미술치료

재활병원에서는 건강장애 학생이 기본적으로 몇 달씩 머무르기 때문에 상황이 다소 다르다. 미술치료는 보통 주 2회 진행되며 건강장애 학생이 새로운 조건에서 최대한 이전 삶으로 돌아갈 수 있도록 독립심을 도모하는 데 목표를 둔다. 이러한 목표 달성을 위해 건강장애 학생이 미술치료실에 오면 미술매체를 제시하고 자신에게 가장 적합한 방식으로 작업하도록 권유한다. 그들은 미술치료사와 함께 창작하기도 한다. 한 피면담자는 건강장애 학생들이 미술매체로 창작하는 데 대한 어려움도 지적했다. 그녀에 따르면 미술은 아마도 부상 전 숙련도에 비해 운동 수행의 불편함 또는 심리적 외상으로 자신을 표현하는 데 어려움이 있기 때문에 추가적 긴장을 더할 수 있다. 따라서 그녀는 색상 혼합, 작품 없는 색상 게임, 낙서 등과 같은 매우 기본적인 방법으로 그들과 함께 작업한다. 반면, 그녀는 이 학생들이 그들 이야기를 만들고 확장할 수 있다고 느낄 때, 그들 능력을 키우고, 독립적인 활동에 더 가까워지도록 하기 위해 노력한다고 언급했다. 작품은 모두 미술치료실에 남아있어 보존되고 보호되는 느낌이 들지만 병원 전체가 항상 그러한 구조는 아니다.

개방형 작업

한 피면담자는 개방형 작업 환경을 사용한 병동 내 집단미술치료를 설명했다. 이는 가면이나 개인 초상화 또는 개인 및 집단 만다라 작업과 같이 구조화할 수 있다. 다른 경우는 다양한 주제나 매체로 탁자를 채울 수 있다. Kaimal 등(2019)은 외래주사치료실의 개방형 작업에 주목했다. 이는 대부분 초기 암 및 혈액 장애 환아가 치료를 많이 받는 곳으로 안전하고 포용적인 분위기를 조성하여 환아 선택을 극대화할 수 있다. 또한 의료진에게 감정과 의사를 전달할 수 있는 비언어적 수단을 제공할 수 있다. 이 경우 미술치료사는 진료시간에 개방형 작업을 열어 환아와 보호자 모두 초대해 치료경험을 정상화하고 암 치료의 소외감을 줄여준다.

미술의 의미

많은 피면담자들은 건강장애 학생을 위한 미술이 그들 강점과 연결시

켜주는 건강한 요소라고 주장했다. 미술은 그들 자신을 창조하고, 놀고, 표현할 수 있는 진정한 기회를 제공한다. 그들이 일상의 일부로 건강했을 때 유치원이나 학교에서 기억하는 친숙함 또한 미술이다. 미술 제작은 창조의 내적 원천, 그리고 이 경우 생명과 치유의 건강한 힘과 연결을 가능하게 한다. 이러한 구성 요소는 건강장애 학생이 질병에 대처하는 데 도움을 준다. 또한 미술은 분노, 좌절, 두려움, 실망과 같은 표현하기 어려운 감정을 언어적으로 표현하도록 돕는다.

대부분 피면담자는 건강장애 학생을 위한 미술의 진정(鎭靜) 요소를 언급했다. 치료 전 또는 치료 중에도 진정이 필요하며 미술 제작을 통합하면 치료를 받는 학생이 경험하는 심리적 외상 정도를 완화할 수 있다. 미술은 만질 수 있는 작품, 즉 세상에 지문을 남기는 유일한 방법 가운데 하나다. 건강장애 학생과 작업은 자아에 대한 시각적이고 외부적인 문서이며, 특히 생명을 위협하는 상황에서 중요하다. 불치병의 경우, 미술 작품은 건강장애 학생 존재에 대한 지속적인 증거로 남아 있다.

부모 및 의료진이 참여하는 공동 개입

부모와 협업

병원에서 부모와 관계는 자녀에게 어떤 정보를 전달할지, 어떤 내용을 논의하기로 동의할지를 결정하기 때문에 매우 중요하다. 한 피면담자는 자녀가 입원하면 절대 낯선 사람이 접근하지 못하게 한다는 전제에서 시작한다고 솔직한 마음을 드러냈다. 따라서 그녀 관점에서, 초기 관계는 부모와 관계여야 한다. 가끔 부모는 자녀가 없을 때 자녀와 치료 회기를 허용하지만 다른 경우 그들 존재를 고집한다. 경우에 따라 미술치료사는 학생과 가족 모두를 안심시키기 위해 공동 작업을 제안한다. 또한 입원은 함께하는 시간의 강도와 자녀 삶에 대한 부모의 통제로 인해 종종 부모-자녀 관계에 도전하기 때문에, 많은 미술치료사가 부모와 자녀 사이의 중재자 위치에 있다.

건강장애 학생과 관계가 더 긴 종양병동에서는 부모와 접촉이 훨씬 더 중요하다. 부모 자신도 이야기를 나누거나 짐을 내리고 울거나 상담할 시간이 필요할 때 미술치료사를 찾는다. 경우에 따라 부모도 자녀와 함께 회기에 참여한다. 예컨대, 한 피면담자는 암이 재발한 큰 정신적 고통을 야기한 건강장애 학생을 묘사했다. 미술치료 회기 가운데 한 회기에서 어머니에게 자녀와 함께 오라고 요청했다. 치료시간 동안 건강장애 학생은 두려움과 울음도 허용하는지 질문했다. 치료사가 당연히 허용한다고 대답하자 학생은 울기 시작했고, 자신이 곧 받을 수술에 대해 얼마나 두렵고 불안한지 토로했다. 학생의 어머니는 이 모든 대화를 듣고 심호흡을 한 다음 이미 한 번 이 질병에서 자녀를 구해 주신 하느님 손에 모든 것이 있다고 믿는다며 마음을 가라앉혔다. 어머니는 성경의 한 구절을 읽기 시작했다. 성경은 자신뿐 아니라 자녀도 안심시킬 수 있을 것 같았다. 학생은 참을성 있게 귀를 기울이고 어머니를 바라보며 갑자기 진정되었다. 따라서 미술치료사는 미술매체 없이 환자와 그녀 어머니가 안전한 장소에서 또 다른 유대감을 형성하도록 도와 자녀에게 약간의 평화를 주었다.

생명을 위협하는 질병을 다룰 때 혼돈, 두려움, 분노, 이미지 및 자존감 손상, 통제력 상실과 함께 건강장애 학생은 엄청난 외로움을 경험한다. 외로움은 건강한 사람들 앞에서 아픈 것, 그리고 누구나 가지고 있지만 말하지 않을 생각을 공유하는 어려움, 즉 죽음에 대한 두려움과 관련이 있다. 건강장애 학생들은 결국 질병에서 회복되더라도 죽음에 몰두한다. 죽음은 금기에 가려져 있고, 아동들 죽음은 더욱 그렇다. 부모와 자녀는 서로를 보호하려는 상호 욕구를 공유한다. 이로 인해 모든 사람은 일어날 수 있는 일에 대한 두려움과 생각을 갖게 한다. 미술의 언어는 직접적이고 의식적으로 말하기 두려운 위협적인 감정을 상징적으로 표현하고 처리하는 과정을 가능하게 한다. 은유 작업은 현실 위협을 줄이고 고통스러운 내용을 표현할 수 있는 외현화 차원을 허용한다. 예컨대, 여덟 살 된 환아는 미술치료에서 계속 부서지는 인형을 만들었다. 인형 몸은 불안정했고 붙인 머리카락은 끊임없이 빠졌고 손은 떨어졌다. 회기 내내 환아는 자신에게 화가 나서 아무 일도 안 되고, 계획대로 되는 일도 없으며, 모든 것이 무너지고 손상된다는 좌절감과 분노를 표출했다. 마지막으로 환아는 관처럼 생긴 상자를 만들었다. 환아는 상자 안에 솜을 채우고 인형을 그 안에 넣은 다음 말했다. "여기서 그녀는 부서지지 않아. 왜냐하면 더 이상 아무도 그녀를 건드리지 않을 테고, 마음 편히 쉴 수 있으니까."

한 피면담자는 미술치료사와 다른 직원이 이끄는 종양병동의 형제자매 지원 집단을 설명했다. 이 집단은, 형제자매에게 모든 사람이 비슷하게 느끼는 지원 틀에서 자신이 겪고 있는 일을 표현할 수 있는 공간을 제공한다. 이러한 집단에서 나타나는 내용은 외로움, 불안, 슬픔, 분노, 질투, 죄책감, 매우 큰 근심 등 감정을 포함한다. 건강장애 학생은 미술치료 회기에 형제자매도 초대한다. 이러한 만남은 매우 의미가 있으며 남매가 그들 사이 관계를 처리할 수 있게 하고, 때로는 분리 과정을 위한 보호된 공간을 구성하기도 한다.

재활병원에서는 미술치료사가 격주로 부모와 만난다. 이 피면담자는 모든 부모가 자녀와 함께 매우 힘든 일을 겪고 있기 때문에 부모 교육은 그 후에 집중한다고 언급했다. 그녀는 부모와 함께 작업할 때 미술 기반 개입을 사용한다. 예컨대, 그녀는 부모에게 자녀를 나타내는 이미지를 그린 다음 그들 관계를 나타내도록 요청한다. 작품 관찰은 자녀와 부모 관계에 대한 부모 인식의 다른 측면을 열어준다. 특히 부모-자녀 관계가 긴장되거나 부모가 자녀 상태를 감당하기 힘든 경우 부모-자녀 미술치료에 참여하도록 초대한다. 그녀는 특히 뇌 손상의 경우, 아동이 똑같아 보이지만 기능은 외상 전과 매우 다르기 때문에 부모에게 적응이 매우 혼란스러울 수 있다고 설명했다.

의료진과 협업

의료진과 교육/치료 직원 간 관계는 병동마다 상당히 다르다. 현재 많은 병원에서 의료미술치료의 역할에 대한 인식이 커졌다. 그럼에도 불구하고 상당한 차이점이 남아 있다. 여기서 면담한 미술치료사들은 종양병동에서 가장 친밀한 결속력이 나타난다고 제시했다. 이곳은 전체 직원회의가 정기적으로 조직되어 의료 및 교육-치료 모두 각 건강장애 학생의 지속적인 치료에 대해 논의하기 때문이다.

때로는 역할에 대한 명확한 정의가 부족하기 때문에 미술치료사와 특수교사 사이에 방향 차이가 있을 수 있다. 특수교사는 실제 병원에서 교육을 하지 않고 미술치료사 역할로 표류하는 경향이 있다. 이는 미술치료 학위를 가진 전문가와 단순히 현장 경험을 통해 기법을 습득한 다른 전문가 사이의 구분을 모호하게 할 수 있다.

미술치료사는 교사 및 의료진에게 정서적 지원도 제공한다. Megides 등(2009)이 제시한 개념을 기반으로 한다. 의료진을 위한 공동 연수도 설계할 수 있다. 의료진들은 미술치료실에서 휴식을 취하고 감성을 발산할 수 있으며 오브제를 활용한 인물화를 만들 수 있다.

임상 사례

다니엘(Daniel)은 11세로 암 진단을 받은지 석달이 지났다. 이 석달 동안 그의 삶은 완전히 뒤바뀌었다. 그리고 다니엘은 점점 더 많은 날을 병원에서 보내기 시작했다. 그 경험이 너무 강렬하고 불안정하기 때문에 이전 삶을 기억하기가 어려웠다. 어떤 날은 그가 통제할 수 없는 거친 롤러코스터를 타는 것 같았다. 그는 급우들과 연락을 유지하기 위해 매우 열심히 노력했다. 그러나 자신의 삶이 급우들과 얼마나 달라졌는지 날마다 느꼈다. 다양한 검사와 질병 치료를 위한 의학적 노력으로 바빴던 기간 동안 급우들은 그에게 학교, 수업, 친구에 대해 이야기했다.

다니엘의 가족도 상당한 변화를 겪었다. 부모는 다니엘 침대 옆에서 교대로 그를 돌본다. 부모는 항상 그와 함께 했다. 또한 두 여동생을 위해 부모는 교대로 집안 살림을 꾸려 나갔다. 부모는 다니엘이 희망을 잃지 않기 위해 열심히 노력한다고 말했다. 고통과 어려움에 대해서는 한 마디도 말하지 않았다. 아빠는 다양한 재미있는 이야기와 영상으로 그를 즐겁게 하고 웃게 하기 위해 노력했다. 엄마는 그와 함께 보드게임을 하며 그가 기분이 좋지 않을 때 노래를 불러주었다.

다니엘은 병원에 들어가자마자 미술치료를 제안 받았지만, 시작하기로 동의하기까지 2-3주가 걸렸다. 미술치료사는 다양한 미술매체로 가득 찬 손수레를 가지고 침대 옆으로 갔다. 다니엘은 마지막으로 그림을 그린 때가 언제인지 이미 잊어버렸고 더 이상 나이에 적합하지 않다고 느꼈지만, 손수레 바닥에 있는 이상한 물건들이 담긴 거대한 바구니에 흥미를 느꼈다. 그와 아빠는 물건들을 꺼내어 매번 재미있는 방식으로 매달거나 걸치며 더 흥미롭고 낯선 이미지를 만들어 냈다. 미술치료사는 그들을 바라보며 웃었다. 그녀는 그들에게 보드지 한 장을 가져다가 다양한 재료를 붙이는 초상화 만들기를 제안했다. 그들에게 활동을 설명하는 동안 병동

간호사인 닐리(Nili)는 모든 것이 괜찮은지, 다니엘의 링거가 여전히 제대로 떨어지는지 확인하기 위해 병실을 들여다보았다. 닐리는 재미있는 안경을 쓰고 목에 이상한 스카프를 두르고 있었다. 그녀가 떠나자 아빠도 다니엘처럼 낄낄거리기 시작했다. 거의 말없이 두 사람은 바구니에 담긴 물건으로 초상화를 만들기 시작했다. 비록 다니엘은 아프고 고통스러웠지만, 공동 미술활동은 그의 주의를 분산시키는 데 도움을 주었다. 활동이 끝나면 그는 병동에 있는 다른 환자들에게 작품을 보여주며 누구라고 생각하는지 말해달라고 요청했다.

미술치료는 다니엘 상태에 따라 계속 유지되었다. 그는 미술치료사를 만나 기뻤지만 다른 때는 너무 힘들었다. 회기가 열리면 다니엘은 가족, 다른 환자, 특히 의료진 등 주변 모든 사람의 초상화를 그렸다. 모두가 행복했고 유쾌한 다니엘의 작품을 기다리고 있었다. 다니엘은 작품을 하나씩 침대 위에 걸었다. 하지만 날이 갈수록 미술치료사는 빙산의 일각에 다다랐을 뿐이라고 느꼈다. 미술활동은 다니엘을 매우 행복하게 만들었고, 그의 아픔과 고통을 해방시키는 데 도움을 주었다. 또한 주변 모든 사람들이 그의 작품에 감탄했을 때 그는 자신감이 높아졌다. 그러나 미술치료사는 지금까지 기쁨과 웃음, 아마도 해방감과 같은 긍정적인 감정에만 접근했다고 느꼈다. 더 어려운 감정은 아직 어떤 식으로든 표현되고 처리되지 않았다. 미술치료사는 다니엘 부모에게 단독으로 만나자고 제안했다.

미술치료사는 부모와 상담에서 피곤하고 고통스러워하는 두 사람을 보았다. 그들은 다니엘 침대 옆에서 하는 행동과 매우 다르게 보였다. 다니엘 상태는 아직 명확하지 않았지만 예후가 어려웠고 강한 정신력이 필요했다. 회기에서 부모는 그들의 고통에 대해 조심히 이야기했고 어느 순간 다니엘 어머니는 울음을 터뜨렸다. 미술치료사는 그녀가 할 수 있는 한 경청하며 도와주려고 노력했다. 마지막으로 다니엘도 어려운 감정을 표현할 방법을 찾아야 한다는 의견을 피력했다. 그녀는 다니엘이 부모 참석 없이 미술치료실에서 그에게 만나자고 요청했다.

그 다음 주 어느 날 다니엘은 미술치료사와 함께 미술치료실로 갈 수 있을 만큼 기분이 좋아졌다. 그는 방대한 양의 미술매체, 게임, 그리고 그의 관심을 끌었던 의료 장비 바구니를 발견했다. 미술치료사는 그에게 의료 장비와 미술매체를 결합하는 방법을 보여주었다. 그들은 주사기를 발견했고 그 안에 물감을 넣었다. 그리고 다니엘은 주사기에서 나오는 물감의 양을 조절하면서 그림을 그리기 위해 여러 번 시도했다. 천천히 그리고 조심스럽게, 그는 하늘을 그린 다음 태양을 추가했다. 세심하게 색을 바꿔가며 적절한 곳에 색을 연출하려고 노력했다. 화지 맨 아래에, 그는 흙과 주변에 풀이 있는 웅덩이를 더했다. 색상이 약간 분산되었지만 결과 이미지를 확실히 식별할 수 있었다. 마지막 작업은 연못에서 헤엄칠 물고기 그림이었다. 다니엘은 매우 집중했고 천천히 물고기 모양을 만들었다. 그는 잠시 멈췄다가 작은 눈을 붙였다. 그리고 웃으며 만족스럽다고 말했다. 작업이 끝난 후 미술치료사와 다니엘은 그림을 살펴보았다. 단순한 그림이지만 연못의 물고기는 고독함이 돋보였다. 미술치료사는 무슨 말을 해야 할지 고민하고 있었다. 그들이 그림을 감상하던 중 창밖의 바람이 말라가는 그림 위로 불어와 눈방울이 살짝 움직이며 흘러내렸다. 물고기는 울고 있는 것 같았다. 다니엘은 그 광경을 지켜보았고 눈물이 뺨을 타고 흘러내렸다. 그도 물고기의 외로움을 본 것이 분명했다. 미술치료사는 그의 어깨에 손을 얹고 조심스럽게 물고기의 감정을 이야기했다. 그 후 회기에서 다니엘은 자신의 감정에 대해 말하기 시작했다.

요약

다양한 의학적 조건을 가진 건강장애 학생들과 함께하는 미술치료는 독특하고 지금까지 논의된 어떤 것과도 다르다. 주요 목표는 침습적 검사 및 시술과 같이 통제할 수 없는 상황에서 건강장애 학생의 통제력을 회복하도록 돕는 데 있다. 미술은 적어도 이 공간에서 해방감을 장려하고 통제력을 생성하는 데 도움을 줄 수 있다. 또한 많은 건강장애 학생들이 입원 전과 입원 중 심리적 외상과 상실을 경험하는데, 이는 미술을 통해 표현하고 처리되기 시작할 수 있다. 무엇보다 미술치료사는 미술매체를 사용하여 다양한 의료 절차를 준비하는 데 도움을 줄 수 있다. 치료에는 온 가족이 질병과 그에 수반되는 어려움에 대처하는 방법을 돕는다는 점을 기억하는 것도 중요하다. 재활병원에서는 건강장애 학생이 독립성을 되찾고 가능한 한 이전 기능으로 돌아가도록 격려하기 위해 노력한다. 종양병동에서는 미술치료사가 질병에 대처하고 때로는 죽음으로 이어지는 분리 과정에 건강장애 학생과 가족을 함께 동반한다.

　병원에서 미술치료사가 직면한 여러 주요 과제에 대해서도 논의했다. 미술치료사들은 건강장애 학생을 모집하는 과정에서 "구애"와 "유치"의 과정에 대해 이야기했다. 이러한 과정은 상당한 에너지 투자가 필요하며 가끔 소진을 유발하기도 한다. 또한 그들이 제공하는 미술치료가 의학적 치료와 관련하여 항상 두 번째 순위가 될 것이며, 회기 중간에 중단될 수 있다는 것도 알고 있다. 특히 청소년의 경우 질병의 결과로 발생하는 공생 상태로 인해 상당한 저항과 분노를 유발할 수 있다. 재활병원에서는 그 과정이 매우 느리고 개선은 미시적 규모로 측정된다. 무엇보다 대부분 미술치료사들은 이러한 어려운 상황에 노출된 결과로 삶에 영향을 미치는 이차적 외상을 언급했다. 이는 때때로 건강장애 학생을 죽음에 동반하는 것으로 끝나기도 한다.

　의료 환경의 미술치료는 전통적인 설정에 도전한다. 가능한 한 친밀한 경험을 유지하려고 노력하면서 병실의 침대 옆 열린 공간에서 회기가 열리기도 한다. 이 독특한 설정은 미술매체를 침대 옆으로 가져오고, 병원의 위생적인 설정 내에서 청결을 유지하는 등 사생활을 보호하는 방식에서 큰 조정이 필요하다. 특히, 피면담자들은 유연성을 보여야 한다고 강조했다. 모든 가능한 방법으로 치료 환경을 변경하거나 변화시키고 심지어 건강장애 학생이 의료 시술 중에도 미술 작품을 만들 수 있도록 허용했다. 미술치료가 단일 회기만 포함하는 경우, 미술치료사는 치료적 만남에 집중하기 위해 수년 간 개발한 카드 또는 기타 기법을 사용했다. 그들은 모두 병원의 현실이 날마다 시간마다 바뀔 수 있기 때문에 "지금-여기"에 초점을 맞춘다고 언급했다. 또한 건강장애 학생이 통증이 있을 때, 의료 절차를 함께 준비함으로써 그들의 지원을 목표로 한다. 때로는 의료 및 병원 장비와 장치를 사용하여 건강장애 학생의 통제 감각을 높인다. 무엇보다 건강장애 학생과 부모, 의료진들이 함께 참여하여 미술을 통해 감정을 표현할 수 있는 개방형 작업을 운영한다. 종양병동에서 그들은 각 가족에 맞는 치료를 제공하고 질병과 싸움에 가장 잘 부합하는 방식으로 각 건강장애 학생과 가족을 동반하며, 치료가 성공적이지 않을 때도 분리 과정을 지원하기도 한다. 재활병원에서는 건강장애 학생이 습관과 기능을 되찾아 어느 정도 독립성을 회복하도록 돕는다.

참고문헌

Aguilar, B. A. The efficacy of art therapy in pediatric oncology patients: An integrative literature review. Journal of Pediatric Nursing 2017;36:173-8.

Clapp, L. A., Taylor, E. P., Di Folco, S., & Mackinnon, V. L. Effectiveness of art therapy with pediatric populations affected by medical health conditions: A sys- tematic review. Arts & Health 2019;11(3):183-201.

Councill, T. D., & Ramsey, K. Art therapy as a psychosocial support in a Child's palliative care. Art Therapy 2019;36(1):40-5.

Favara-Scacco, C., Smirne, G., Schilirò, G., & Di Cataldo, A. Art therapy as support for children with leukemia during painful procedures. Medical and Pediatric Oncology: The Official Journal of SIOP-International Society of Pediatric Oncology (Societé Internationale d'Oncologie Pédiatrique) 2001;36(4):474-80.

Kaimal, G., Councill, T., Ramsey, K., Cottone, C., & Snyder, K. A conceptual framework for approaches to art therapy research in paediatric hematology/oncology settings. Canadian Art Therapy Association Journal 2019;32(2):95-103.

Malchiodi, C. A. Art therapy and health care. Guilford Press; 2013.

Megides, O., Shalev, J., Trismann, S., Koren, Y., & Piven, H. Drawing with readymade objects: A model for therapeutic workshops integrating art and group therapy. Bein-Hamilim 2009;1:1-9 (In Hebrew).

Metzl, E., Morrell, M., & Field, A. A pilot outcome study of art therapy and music therapy with hospitalized children (Étude pilote des résultats de l'art-thérapie et de la musicothérapie auprès d'enfants hospitalisés). Canadian Art Therapy Association Journal 2016;29(1):3-11.

Raybin, J. L., & Krajicek, M. Creative arts therapy in the context of children with cancer: A concept analysis. Journal of Pediatric Oncology Nursing 2020;37(2):82-90.

Reed, K., Kennedy, H., & Wamboldt, M. Z.. Art for life: A community arts mentorship program for chronically ill children. Arts & Health 2015;7(1):14-26.

Stafstrom, C. E., Havlena, J., & Krezinski, A. J. Art therapy focus groups for children and adolescents with epilepsy. Epilepsy & Behavior 2012;24(2):227-33.

Stinley, N. E., Norris, D. O., & Hinds, P. S. Creating mandalas for the management of acute pain symptoms in pediatric patients. Art Therapy 2015;32(2):46-53.

Weinfeld-Yehoudayan, A. Unique characteristics of therapeutic work in an open space: Arts therapies in a hospital for children in the hemodialysis unit. Academic Journal of Creative Arts Therapies 2013;3(1):273-85 (In Hebrew).

Wigham, S., Watts, P., Zubala, A., Jandial, S., Bourne, J., & Hackett, S. Using arts-based therapies to improve mental health for children and young people with physical health long-term conditions: A systematic review of effectiveness. Frontiers in Psychology 2020;11:1771.

이 장에 기여한 미술치료사 소개

미카엘라 아마티(Micaela Amati), 미술치료사(M.A.), 감독관, 재활병원에 환아를 위한 특수교육에서 20년을 포함한 22년간 미술치료사로 근무했다.

니발 쿠리(Nibal Khoury), 미술치료사(M.A.), 슈나이더 어린이 의료원(Schneider Children's Medical Center)에 환아를 위한 특수교육에서 2년을 포함한 4년간 미술치료사로 근무했다.

이디트 크라비츠(Idit Kravitz), 미술치료사(M.A.), 감독관, 환아를 위한 특수 교육에서 20년을 포함한 23년간 미술치료사로 근무했다.

자키야 마사르와(Zakiah Massarwa), 바르-일란(Bar-Ilan) 대학 강사이자 미술치료사(M.A.), 환아를 위한 특수교육에서 14년을 포함하여 23년간 미술치료사로 근무했다.

오르나 메기데스(Orna Megides), 미술치료학 박사, 하이파 대학 창의예술치료학과 강사이자 감독관, 슈나이더 어린이 의료원의 혈액종양학내과 병동에서 미술치료사로 7년을 포함한 23년간 미술치료사로 근무했다.

미리암 리쉬(Miriam Rish), 미술치료사(M.A.), 감독관, 환아를 위한 특수교육에서 13년을 포함한 24년간 미술치료사로 근무했다.

아스나트 와인펠트-예후다얀(Asnat Weinfeld-Yehoudayan), 미술치료 박사과정, 감독관, 샤아레제덱 의료원(Shaare Zedek Medical Center)의 환아를 위한 특수교육에서 미술치료사로 17년간 근무했다.

여덟

소개

아동 및 청소년 미술치료 정신건강 서비스 환경은 정신장애(Mental Disorder: MD) 학생이 비언어적으로 감정을 식별하여 압도적인 경험에 대처할 수 있도록 한다. 미술치료는 아동과 청소년이 그들의 선언적 기억을 넘어 단편적이든 다른 방식이든 경험을 표현하도록 도울 수 있다. 미술치료를 포함한 많은 치료적 접근법의 핵심 가설 가운데 하나는 개인 외상 경험과 관련 감정을 적절하게 말로 표현할 수 없기 때문에 심리적 문제를 지속시킨다는 데 있다. 따라서 이 단어를 찾는 것이 치료의 핵심 단계다(Nielsen et al., 2019).

Lyshak-Stelzer 등(2007)은 수년간 미술치료사들이 소묘와 회화가 아동과 청소년의 외상장애 평가 및 치료에 기여할 수 있음을 관찰했다고 시사했다. 외상에 대한 언어적 기억은 어렵거나 아동 능력을 넘어선다. 때문에 미술치료와 같이 외상 자료에 대한 언어적 접근에 크게 의존하지 않는 접근법은 탁월한 가치가 있다. 구체적으로, 이 저자들은 외상 중심 표현미술치료 절차 조건에서 청소년이 평소 치료 조건의 청소년보다 외상 후 스트레스 장애(Post-Traumatic Stress Disorder: PTSD) 증상 심각도에서 더 큰 감소를 경험한 유의한 치료 조건별 상호작용을 보고했다. Ugurlu 등(2016)은 최근 시리아 난민 아동(64명)의 외상 후 스트레스, 우울증 및 불안 증상에 대한 미술치료 개입 효과를 평가하고, 미술치료가 이러한 증상을 완화하는 데 도움이 될 수 있음을 밝혔다.

Braito 등(2021)은 체계적 메타분석에서 정신건강 서비스를 받는 아동 미술치료 및 심리치료에 대한 근거를 검토했다. 17편의 연구는 두 집단으로 분류된다. 정신과 진단을 받은 아동치료를 다루는 10편의 연구와 정신의학적 증상이 있지만 공식 진단을 받지 못한 아동치료에 관한 7편의 연구로 나눈다. 이 연구는 제공되는 미술치료/심리치료의 유형, 기본 조건 및 결과 측정 측면에서 다양하다. 다수는 사례 연구/사례 연작 또는 소규모 유사 실험 연구다. 무작위 대조 시험이 거의 없고 복제 연구도 없다. 그럼에도 불구하고, 미술치료 또는 심리치료가 외상을 경험했거나 외상 후 스트레스 장애(PTSD) 증상을 보이는 아동에게 도움이 될 수 있다는 근거를 보여준다.

Tyson과 Baffour(2004)는 급성치료 정신과 환경에 있는 많은 청소년들이 일상에서 외상에 대처하기 위해 미술기반 방법을 사용하는 경향이 있다고 보고했다. 어떤 이들은 악기 연주나 음악을 듣는 반면, 다른 이들은 글쓰기와 예술작품(예: 조각, 그리기, 회화 등)에 참여한다. 이러한 연구 결과의 가장 흥미로운 측면 중 하나는 본 연구에서 청소년들이 기술한 미술기반 방법을 통해 자기 정체성이 확인되었기 때문에 "청소년의 강점"으로 해석했다는 점이다.

이 장은 교육체계에서 정신장애 학생을 돌보는 전 범위를 개관하고, 병원 내 정신과 병동의 학교와 정신과 의사 진단을 받은 학생을 위한 특수학교를 다룬다. 성인기에 이 학생들은 정신분열증 또는 성격장애, 우울장애, 불안 및/또는 외상 후 스트레스장애로 분류되는 경향이 있다. 이 학생들 가운데 일부는 자살 시도 후 정신병동에 입원해 있다. 이 병원에서 환자들은 기능 수준에 따라 분류된다. 자신이나 타인에게 위험을 초래하는 환자는 폐쇄병동에 입원한다. 일부는 병동의 특수학교에 다닐 수 있는 반면, 다른 일부는 완전한 감독 하에 있으며 각자 병실에서 미술치료사가 개별적으로 치료한다. 자신이나 타인에게 위험하지 않은 환자는 개방형 병동이나 정신과 주간 병원에 입원한다. 지역사회 정신장애 학생을 위한 특수학교는 일반학교에 편입할 수 없는 정신과 진단을 받은 학생을 수용한다. 그러나 학생들은 병원을 자주 드나들기도 한다.

지역사회의 정신장애 학생을 위한 특수학교에서 근무하는 한 피면담자는 두가지 주요 집단의 학생들을 제시했다. 첫 번째 집단은 매우 심각한 조절 문제가 있는 주의력결핍 과잉행동장애(ADHD) 또는 적대적 반항장애(ODD)를 나타내는 외향적인 학생들로 구성한다. 이 학생들은 항상 학교에서 많은 공간을 차지하며, 모든 사건과 사회적 사건에 연루되는 경우가 많다. 두 번째 집단은 불안이나 우울장애 진단을 받은 내성적인 학생들이다. 이 학생들은 다른 사람을 피하거나 교실을 떠나지 않으며 고립되는 경우가 많다.

또한 많은 학생들이 섭식장애에 대응한다. 이 학생들이 입원이 필요한 경우, 섭식장애 전문 병동으로 안내한다. 몇 년 전, 텔하이 대학(Tel Hai College)의 샤론 스니르(Sharon Snir) 교수와 미술치료사이자 지도교수인 파지트 카르몬(Pazit Carmon)의 전문적인 지원을 받아 로템 벤갈 하잔(Rotem Ben-Gal Hazan)이라는 학생의 논문을 감독했다. 주제는 섭식장애 내담자 대상으로 한 미술치료 논문이었다. 본 연구에서 수집한 자료는 미술치료사들과 면담 및 해당 분야 연구사례를 바탕으로 하였다(Acharya et al., 1995; Beck, 2007; Edwards, 2008; Harnden, 1995; Jeong & Kim, 2006; Malchiodi, 1999; Matto, 1997; Naitove, 1986; Schaverien, 1994; Wolf et al., 1986). 이 연구는 하이파 대학의 창의 예술치료학술저널에 출판되었기 때문에(Ben-Gal Hazan 등, 2019), 저널의 승인을 받아 이 장에서 일부 결과를 요약한다.

미술치료의 치료 목표

이 장을 위해 면담한 미술치료사들 모두 정신장애 학생 대상으로 한 주요 목표는 그들 삶의 질을 향상시키고, 미래에 가능한 최선의 방법으로 사회에 통합할 수 있는 능력을 극대화하는 데 있다고 제시했다. 특히 많은 경우 죽음보다 삶을 선택하도록 도움을 준다는 데 동의했다. 한 피면담자는 무엇보다 미술을 통한 진정한 표현이 목표임을 분명히 했다. 이는 창작의 힘과 학생들의 어려움, 문제, 왜곡, 외상 등을 통합하는 데 있다. 그러나 병원에서는 소아·청소년을 퇴원시키는 데 주력하기 때문에 상황을 안정시키는 쪽으로 목표가 축소되는 경우가 많다. 그럼에도 불구하고 일정 기간 입원하는 것은 괜찮다. 이는 이 학생들이 겪은 경험의 범위와 어려움이 아동이나 청소년이 스스로 지지받지 못하고 겪을 수 있는 것 이상이라는 메시지를 전달한다. 지역사회 병원이나 특수학교 주간 입원의 경우 목표는 가능한 최상의 기능 수준으로 확장할 수 있다.

폐쇄병동에서 일하는 한 피면담자는 미술치료가 청소년에게 미술 과정을 통해 형태와 색채를 띠는 내면세계와 환상 및 감정을 창조하고 듣고 표현할 수 있는 공간을 제공한다고 언급했다. 미술은 혼돈과 광기의 한가운데서 고난과 어려움이 생기기도 하지만 강점을 발견하는 "정신의 사령탑"이다. 외상과 질병의 발현 이면에는 삶의 이야기, 희망, 열망, 그리고 표현되지 않은 무의식의 영역이 있다. 정신장애 아동 및 청소년과 함께하는 미술치료는 자신을 표현하려는 강렬한 충동과 어떤 대가를 치르더라도 방어의 필요성 사이에서 변동할 수 있다. 이러한 미술 과정에서 방어적 행동과 적응적 행동이 동시에 발생한다. 그들 미술은 관습에서 벗어난다. 또한 작품에는 색채 구성과 물성에 대한 규범과 기준에서 끊임없이 벗어난 일탈이 존재한다. 그 미술 작품은 매우 강력하며 깊고 감동적인 감정을 전달할 수 있다. 이 방식은 완전히 주관적이어서 규칙을 어기는 것이 메시지 그 자체임을 시사한다.

피면담자들은 모두 장기간 정신장애 학생과 형성한 치료 동맹을 언급했는데, 이는 학생 자신이 다른 사람에게 실제 의미가 있다고 느끼도록 도와준다. 치료 동맹 형성은 그 자체로 치료의 모든 단계에 걸쳐 지속적으로 수행되는 목표다. 미술치료사에게 목표는 가장 유익한 방법으로 의미 있는 연결, 의존으로의 회귀, 그리고 과거 외상을 처리할 수 있는 관계를 만드는 데 있다. 그러나 많은 정신장애 학생들이 이러한 종류의 관계를 형성하는 데 실패한다. 지역사회 정신장애 학생을 위한 특수학교에서는 지속적이고 안정적인 관계 형성을 위해 전 교육 과정에서 동일한 미술치료사와 계속 함께 할 수 있도록 시도한다. 그럼에도 불구하고 치료 동맹은 정신장애 학생들이 다른 학생들도 그들 치료사와 상당한 접촉을 한 것을 볼 때 도전받을 수 있다.

지역사회 특수학교에서 근무하는 한 피면담자는 단계적으로 목표를 제시했다. 첫 번째 단계는 수용과 적응이다. 정신장애 학생은 새로운 틀에 적응하는 동시에 이 학교 집단에 해당한다는 사실을 받아들여야 한다. 첫 1-2년 동안 대부분 회기는 진단의 의미, 수반되는 낙인, 그리고 특수한 환경에 있어야 할 필요성을 다룬다. 이 학교는 매우 다른 정신과 진단을 받은 학생들을 통합하기 때문에 신입생도 다른 학생들과 유사점과 차이점을 비교하며 자리를 잡기 위해 노력한다. 두 번째 단계는 정신과 진

정신장애(MD) 학생을 위한 미술치료 여덟

단을 받아들이는 데 있다. 학생들은 진단이 자신을 정의하는 방식과 장애와 함께 사는 방법과 관련된 문제와 씨름해야 한다. 약물치료와 관련해서도 의문이 제기된다. 일부는 근본 원인(외상 사건, 유전 등)을 알고 싶어 한다. 그들은 서서히 삶 자체와 또래 집단에 참여하기 시작한다. 치료가 끝날 무렵, 세 번째 단계는 졸업 후 생활을 준비하는 데 있다. 일부는 국가 서비스, 추가 교육 또는 취업 시장을 선택한다. 일부는 기숙사로 이사한다. 입원의 반복과 같은 다른 문제도 이러한 단계에 영향을 미친다.

또 다른 목표는 집단치료에서 소속감과 유대감을 형성하고 강화하는 데 있다. 이 정신장애 학생들 가운데 일부는 환경에서 희망이 나오지 않는다고 느낄 때 극도로 외로워진다. 집단치료는 미술 과정을 통해 함께하고 접촉을 경험할 수 있다. 그들 작품에 의미를 부여할 수 없는 심각한 경우에도 타인 앞에서 미술활동에 참여하는 일은 소속감과 신뢰를 경험할 수 있다.

섭식장애 학생(Ben-Gal Hazan et al., 2019)

대부분 피면담자와 섭식장애 관련 연구에서는 학생들이 섭식장애가 항상 완전히 사라지지는 않으며, 섭식장애와 함께 사는 법을 배우고 증상을 이해하며 그들이 자신에게 말하는 내용을 배워야 한다고 지적했다. 미술치료는 섭식장애 학생이 신체에 대한 집착을 최소화하고 자신의 세계를 확장하여 섭식장애가 삶에서 차지하는 공간을 줄이는 데 주안점을 둔다. 이 목표는 증상 자체와 함께 사는 법을 배울 필요성뿐만 아니라, 미술치료가 섭식장애로 영향을 받는 삶의 다른 영역의 질을 향상시키는 데 도움을 줄 수 있는 방법을 다룬다. 미술치료에서 섭식장애 학생은 그들이 직면한 어려움과 문제를 탐구하고, 최선을 다할 수 있는 효과적인 해결책을 찾도록 초대한다.

많은 피면담자와 연구에서 검토한 자료의 절반은 정신적 융통성과 경직성이 거식증에 대처하는 학생들의 특징임을 보여주었다. 이 경우 미술치료는 완벽주의, 대상영속성, 통제 및 제한의 필요성과 관련하여 더 많은 유연성을 확보하는 데 주안점을 둔다. 미술매체 활용을 통한 확장은 이러한 제약과 이분법적인 세계관을 완화하는데 기여할 수 있다. 미술 작품은 거식증으로 흐려진 경험, 느낌, 감정을 위한 공간을 제공할 수 있다.

학생은 경직되고 강박적인 말을 놓아주기 위해 자발성과 열정을 허용하는 창의적인 공간에 들어가도록 권장된다.

대부분 면담과 연구에서 또 다른 핵심 목표는 이러한 학생에게 섭식장애와 증상을 비신체적으로 대처하고 표현하는 방법을 가르쳐야 한다는 필요성이다. 이 회기는 음식에 대한 집착을 미술과 미술매체로 옮기는 휴식의 시간을 제공하도록 구성되어 있다. 이러한 소통은 섭식장애 학생이 미술치료실 외부 상황에 적용할 수 있도록 미술치료 중에 개발한다. 치료 방법은 학생이 자신의 강점을 찾고 아직 말로 표현하지 못한 어려움에 직면을 시작할 수 있게 해준다. 내적 소통은 이야기할 수 있는 시각적 대화가 되고 효과적인 대처를 가능하게 하는 통찰력을 제공한다.

이 연구에서 분석한 논문들은 섭식장애 학생들이 정서적 표현의 어려움을 겪는다는 점에서 감정표현의 중요성도 강조했다. 미술치료는 감정과 정서를 탐구하고 어려움을 다루는 방법으로 미술을 사용하는 데 주안점을 둔다. 미술을 통해 드러나는 감정은 자신이나 타인에게 드러내기 매우 어려운 경우가 많다. 미술치료는 그것에 대해 말할 필요 없이 일부 감정 표현이 종이에 남아 있도록 할 수 있다.

도전

피면담자들은 성적학대를 당한 아동·청소년이나 근친상간 피해자를 포함한 어려운 사례를 설명했다. 이들은 개인 생활에 영향을 미칠 수 있는 강력하고 무서운 사례다. 그들은 감독을 유지하거나 자신을 진정시키는 오락을 포함하여 긴장을 풀 필요가 있다고 제시했다. 일부는 병동에서 폭력과 곧 폭발할 것에 대한 두려움으로 인해 치료 동맹을 형성하기 어렵다고 묘사했다. 자폐스펙트럼장애(ASD) 아동과 함께하는 정신과 병동의 한 피면담자는 필요할 때 문 근처에 있도록 그녀와 아동 사이에 탁자를 배치한다고 언급했다.

폐쇄병동에서 일하는 한 피면담자는 정신병적 과정으로 인해 미술치료사와 정신장애 학생 사이에 신뢰가 발전하고 감정을 다룰 수 있는 관계 형성이 어렵다고 설명했다. 때로는 정신장애 학생이 미술치료실에 갈 준비가 될 때까지 저항을 극복하기 위해 일종의 초대가 필요하다. 다른 피면담자들은 부모와 함께하는 어려움을 강조했다. 부모들은 열악한 환경에서 왔고, 직원들 사이에서 분열과 투영을 만들 수 있다고 제시했다. 다른 경우, 부모가 치료 과정에서 협조하지 않거나 진전이 없을 때 부모와 함께하는 치료는 좌절감을 준다고 밝혔다.

정신병원에서 근무하는 일부 피면담자는 미술치료실에서 사용하는 도구를 포함하여 다양한 기구를 허용하려는 시도와 안전을 감시하고 책임지는 경계를 지키는 것에 대한 어려움을 피력했다. 가위, 연필 깎기 및 기타 도구는 각 회기 후 표시하고 점검해야 한다. 한 피면담자는 일부 정신장애 학생이 작품에 자신의 피를 사용하기를 원한다고 보고했는데 그녀는 허용될 수 있는 부분이 아니기 때문에 금지했다.

섭식장애 학생(Ben-Gal Hazan et al., 2019)

본 연구에서 검토한 논문의 대다수가 치료 초기 문제점을 제기했는데, 대부분 변화를 원하고 섭식장애를 다루는 어려움을 전달했다. 이는 치료 동맹의 구축을 매우 중요하게 만들며, 미술 제작을 통해 촉진될 수 있다. 다른 경우, 미술 활동에 대한 저항이 있다. 치료에 대한 불신과 두려움은 세상이 안전한 곳이 아니라는 느낌과 일치한다. 일부 피면담자들은 치료 동맹이 빨리 형성되지 않으면 학생들이 중도 탈락할 수 있다고 지적했다. 초기 접촉이 이루어진 후에도 학생들은 노출되거나 개방해야 하는 느낌을 피하기 위해 치료를 포기할 수 있다.

특히 섭식장애 연구들에서 거식증에 대처하는 학생을 전 세계가 체중과 열량 계산으로 축소된 경직성, 감소 및 완벽주의를 나타내는 것으로 특징지었다. 집착과 음식 섭취 감소를 통해 그들은 신체와 다른 사람들에 대한 통제력을 가질 수 있다. 피면담자들은 거식증이 있는 학생들의 세계가 먼저 신체적으로 감소했지만 치료 과정에서 발생하는 통제되지 않은 정서적, 정신적 표현에서도 볼 수 있다고 제시했다. 특정 경직된 양상을 완화하는 데 기여했음에도 불구하고 일부 피면담자들은 이러한 학생들이 완벽주의와 "전부 아니면 전무" 경험의 결과로 미술창작이 어려워진다고 지적했다.

개입 기법 및 전용 작업 모델

역동적 개인미술치료

피면담자들은 정신장애 학생과 개방적이고 역동적인 작업 접근법을 취했다고 보고했다. 그들은 정신장애 학생들이 미술매체로 자유롭게 작업하도록 초대하는 방법을 설명했다. 또한 학생들의 이야기를 확장하는 데 도움이 되는 특정 자료를 내놓거나 특정 기법을 제안했다. 한 피면담자는 "매체를 파손시키는 학생에게 쉽게 부서지는 매체는 적합하지 않다."고 말했다. 대신, 그녀가 일하는 병동에서 정신장애 학생에게 제공하는 미술매체는 품질이 좋고 상태가 양호하다고 언급했다. 많은 피면담자들은 더 단단한 재료(예: 연필, 오일 파스텔, 마커)를 사용하고 더 퇴행적이고 액체인 재료를 나중에 넣는 경향이 있다고 말했다. 다른 피면담자는 미술매체가 모두 정신장애 학생에게 보여 질 때도, 일반적으로 견고한 재료로 작업 시작을 선호하고, 나중에 미술매체 사용을 확장하도록 더 퇴행적인 매체를 시도한다고 제시했다.

정신과 주간 병동에서 일하는 한 피면담자는 미술치료가 정신장애 학생에게 실제 미술작업을 할 수 있는 가능성을 제공해야 한다고 믿기 때문에 높은 품질의 몇 가지 미술매체로만 작업한다고 강조했다. 또한 미술치료실에서 창의적 과정은 중심부 역할로 고품질 재료를 통해 미술 제작을 장려하기 위해 노력한다고 제시했다. 그녀는 정신장애 청소년의 자발적인 미술 제작에 방해가 되지 않도록 미술치료를 제공하지 않고, 다른 방식으로 작업하는 치료사에게 추천한다. 그러나 그녀를 찾아오는 청소년들은 천천히 미술의 언어를 배운다. 크기와 모양이 다른 종이를 이젤에 걸고 구아슈 물감 팔레트(기본 색상, 검정, 흰색, 갈색), 세 가지 크기의 붓, 물병, 그리고 수건을 놓는다. 파스텔, 분필, 마커, 수채화, 천연 숯, 연필, 신문지, 풀, 점토 등 고품질 미술 재료가 탁자 위에 놓여 있다. 그녀는 공예 재료를 제공하지 않는다. 그 이유는 그들과 함께 공예 작업하는 것이 마음에 대한 심층 탐구와 일치하지 않는다고 믿기 때문이다. 첫 번째 회기는 크레이머(Kramer)의 접근법을 적용한다. 그녀는 정신장애 청소년들에게 세 가지 작품을 만들도록 요청한다. 첫 번째는 점토 또는 구아슈로 만든다. 두 번째는 첫 번째 작업에서 선택하지 않은 미술매체 작업을 포함한다. 세 번째는 연필로 A4 용지에 작업한다. 그녀는 정신장애 청소년들에게 그들이 하는 모든 일이 괜찮으며 옳고 그림이 없다고 말한다. 그들이 거절하면 공동 그리기 게임에 초대한다. 그 다음 초기단계에서 공동 작품을 제안한다. 또한 미술 재료로 모든 종류의 게임을 제시한다(예: 학생이 모양을 만들고 그 안에 그림을 그린 후 역할 바꾸기, 학생의 매체 작업을 장려하기 위해 구아슈를 사용한 손가락 게임 등). 작업하는 동안 그녀는 정신장애 청소년의 작업이 색상 혼합, 다른 패턴 만들기 등을 배우는 의미에서 발전하고 있는지 관찰한다. 이 관찰은 청소년이 그녀와 접촉하는 방식에 대해서도 유용하다. 목표는 궁극적으로 다양한 미술 재료를 사용하여 독립적인 미술 창작을 달성하는 데 있다.

한 피면담자는 미술매체에 대한 정신장애 학생의 태도가 얼마나 많은 부분을 말해줄 수 있는지 깊이 있게 보고했다. 일부 학생에게는 미술활동에 참여시키기 위해 다양한 미술매체로 흥미를 줄 필요가 있다고 설명했다. 그러나 일부 학생은 과도한 양의 미술매체를 사용했지만, 결코 만족감을 느끼지 못했다. 그녀는 학생들이 곧 미술치료실을 휘감고 그녀도 집어 삼킬 것 같은 느낌이 들었지만 여전히 충분하지 않을 것이라고 언급했다.

많은 피면담자들은 일부 장비(가위, 칼, 금속 자, 연필깎이, 압정)는 항상 밀폐된 용기에 보관되며 각 회기가 끝난 후 개수를 세어야 한다고 강조했다. 이 장비가 집단작업에서 오용되면 감독 하에서만 사용할 수 있다. 예컨대, 정신장애 학생이 미술치료실에서 가위를 꺼내면 그 순간부터 가위 사용이 감독된다. 정신장애 학생들은 감독받는 것을 좋아하지 않기 때문에 규칙을 준수해야 한다는 집단적 압력이 있다.

한 피면담자는 정신장애 학생들이 진행 중인 과제를 수행하는 데 어려움을 겪을 수 있음을 알게 되었다고 언급했다. 그들은 진행하던 과제를 작업하는 데 있어 무언가 실패하자마자 작품을 망쳤고, 더 이상 미술치료 받기를 원하지 않았다. 따라서 장기적인 복잡한 과제를 제안할 때, 이러한 결과를 고려해야 한다.

많은 피면담자는 미술치료에서 단어 사용 문제에 대해 논의했다. 대부분은 개별 미술치료에서 단어 사용 시간이 설명했다. 예외도 있지만 미술치료사는 가끔 정신장애 학생에게 무언가를 묻거나 작품에 대해 논평하려고 하는 데 문제가 있다고 제시했다.

'자기(Self)' 상징적 표상으로서 집(Wyder, 2019)

Wyder(2019)는 집이 정신장애 청소년 미술치료에서 어떻게 자아에 대한 은유로 사용될 수 있는지 살펴보았다. 이 연구에서 미술치료 회기는 과거와 현재의 고통스러운 경험을 표현하고, 청소년이 자신을 재구성하는 데 도움이 되는지 결정하기 위해 집의 단일 특정 주제를 중심으로 진행되었다. 그녀는 9명의 청소년(남학생 3명과 여학생 6명)의 정기적인 참여를 바탕으로 그들 집 그림이 다음과 같다는 것을 발견했다; (1) 현재의 정신 상태를 표현하는 수단을 나타낸다(예: 구속, 전환 및 움직임). (2) 과거의 고통스러운 경험을 지적한다(예: 부서지고, 버려지고, 구멍이 뚫린 집, 불타는 집). (3) 미술 재료와 감각적 및 신체적 접촉을 허용한다. 시간이 지나면서 미술치료 과정을 통해 내부와 외부를 재구성하고 재정의함으로써 그들은 집에 집중하였다. 그녀는 이러한 주제와 관련된 미적 및 내면 변화를 통해 정신건강이 개선되었다고 보고했다.

반응적 미술치료(Nielsen et al., 2019)

반응적 미술치료는 미술치료사가 정신장애 학생의 작품에 대한 해석적 관계 반응으로 회기 내 작품을 만들어내는 정신 역동적 접근이다. 이 상호작용 역할은 회기에서 미술치료사의 위치를 미술 반응의 비언어적 의사소통을 통해 적극적인 참여자로 바꾼다. 미술치료사는 비언어적 대화에서 관계를 맺고, 질문 및 공감하기 위해 반응적 미술 제작을 사용하여 고유한 형태의 의사소통을 생성한다; 학생은 자신의 감정을 표현하고, 이해하며, 안전하고 위협적이지 않은 방식으로 반응하는 반복적 경험을 한다. 시간이 지나면서 학생은 이미지가 나타내는 경험에 대해 생각함으로써 정신화 과정을 시작한다. 비언어적 표현은 말로 표현되고, 학생은 다른 사람과 더 잘 소통할 수 있다. 한 연구에서 청소년은 반응적 미술치료가 자신을 안전하게 표현하는 방법을 배우고(80%), 자신의 생각이 감정과 어떻게 관련되는지 이해하는 데 도움이 된다고 보고했다(Nielsen et al., 2019).

집단미술치료

집단미술치료는 모든 설정에서 포함된다. 이는 정신장애 학생들이 미술매체를 통해 중재되고 통제된 환경 내에서 서로 연결할 수 있도록 한다. 피면담자는 두 가지 주요 유형의 집단을 설명했다. 첫 번째는 구조화된 집단미술치료로, 미술치료사가 학생에게 함께 할 특정 활동을 제안한다(예: 각 학생은 자신을 나타내는 나무를 그리고 함께 집단 숲을 만든다). 두 번째는 개방형 작업의 활동이다. 미술매체가 일종의 뷔페 형식으로 제공되고 학생은 "치료로서의 미술" 접근법으로 창작하도록 초대된다. 자폐스펙트럼장애를 가진 학생과 함께했던 미술치료사는 교실에서 몇 가지 중재를 조직한다고 제시했다. 이는 실시간으로 감정을 반영하거나 타인이 그들 행동에 대해 어떻게 느끼는지 보여주기 위해 그들과 공명하려고 노력하는 것을 포함한다고 강조했다.

한 피면담자는 정신과 병동에서 2-8명 사이의 청소년으로 구성된 구조화된 집단을 설명했다. 각 집단 회기는 집단에 참여한 사람들, 마지막으로 참여했지만 오지 않은 사람들(이런저런 이유로)과 집단원이 주어진 순간에 어떻게 느끼는지 살펴보는 것으로 시작한다. 새로운 집단원이 들어오면 집단의 성격, 목표, 진행 방법에 대한 설명이 처음에는 치료사에 의해, 나중에는 집단에 일정 기간 있었던 집단원이 설명한다. 불안감을 줄이기 위해 과정에 대한 설명을 제공한다(집단은 미술매체를 사용하고, 아무도 그림 그리는 방법을 알 필요가 없으며, 진단이 아니다 등). 미술치료사는 집단원에게 또는 "집단원을 통해" 말을 할 뿐만 아니라 서로 관계를 맺고 반응하는 법을 배우는 데 주안점을 둔다. 대화를 촉진하기 위해 그들은 역동을 일으키고 각 집단원의 진술에 대해 전체 집단의 반영을 제안한다. 집단이 안정적인 기간에는 일주일에 하루는 집단 작업에 집중하고 다른 날은 집단 환경에서 개별 작업에 집중한다. 집단 작업에서 지침은 나중에 공동 작업을 만들 수 있도록 공동 포스터 보드에 배치할 작은 개인 그림으로 시작한다. 배치를 결정하고 개별 작품을 붙여 넣은 후, 집단원은 공통 배경(흰색 보드)에 관련하여 작품을 연결하는 경로를 만들고 공동 공간을 어떻게 채울지 함께 결정하도록 요청한다. 마지막 회기는 공동 작업에 대한 대화가 포함된다. 함께 만드는 것이 어땠는지, 아무도 자신을 향한 길을 만들지 않았을 때 어떤 느낌을 받았는지, 누가/무엇이 집단 토론을 주도했는지, 누가 주도적 역할을 수행하고 결정했는지, 그리고 그/그녀/모두에게 어떤 느낌을 주었는지, 결정에 참여하지 않고 지시만 따랐던 사람들이 어떻게 느꼈는지 등에 대한 대화를 포함한다. 집단 설정에서 개별 작업은 "금주의 그림"에 중점을 둔다. 집단원은 이전 주 또는 중요한 순간을 선, 얼룩, 색상 또는 질감으로 묘사하도록 권장된다. 회기가 끝날 무렵에는 작품을 벽에 전시하고 각 작품에 대한 토론(현상학적 관찰 및 작업 방법에 대한 집단원의 설명 포함)이 진행된다.

이 장에서 면담한 재니스 샤피로도(Janice Shapiro)는 정신병원의 청소년 병동에서 "개방형 작업"을 만든 사람 가운데 한 명이다. 그녀는 정신장애 청소년이 선택하는 주제의 중요성을 강조하면서 집단 설정에서 개별적이고 비지시적인 작품을 기반으로 하는 모델인 개방형 작업에서 일주일에 세 번 모든 정신장애 청소년을 참여하도록 집단이 어떻게 초대했는지 설명했다. 또한 각 청소년은 같은 작업실 공간에서 매주 개인 미술치료 회기에 참석했다. 미술치료사는 모든 청소년들에게 적극적으로 연락하여 참여를 독려했다. 그들은 전체 회기 동안 참석하도록 요청 받았지만 이는 유연했고 늦게 온 사람들도 환영했다. 작업실은 고전적인 미술 재료부터 목공 및 용접 장비에 이르기까지 작업할 수 있는 다양한 재료와 도구를 제공했으며, 부서진 물건, 직물, 실 등을 포함한 오브제도 제공했다. 목표는 그들 자신을 창의적이고 진정성 있게 표현하도록 초대하는 데 있었다. 이 목표를 실현하기 위한 시작은 그림 복사, 공예 기술 작업 또는 유형 재료와 관련된 기타 활동을 통해 이루어졌다. 재료는 찬장, 선반, 서랍, 상자 또는 탁자 아래 바구니에서 찾을 수 있었다. 청소년들은 주제뿐만 아니라 자신에게 적합한 재료를 찾기 위한 탐색의 여정에 들어가도록 제안 받았다.

이 접근법은 각 개인에게 무엇이 옳은지에 대한 궁극적인 지식의 원형으로 '자기(Self)'를 보는 융기안(Jungian) 정신에 있다. 치료실에는 시작점으로 적절하다고 느껴지는 주제나 이미지를 찾는 데 사용할 수 있는 미술 서적들이 있었다[예: 재니스는 뭉크(Munch)의 그림 『절규』가 몇 년 동안 수많은 변형의 주제가 된 방법을 설명했다. 뭉크에 관한 책은 문자 그대로 너무 자주 사용되어 산산조각이 났다]. 정신장애 청소년들은 이미지를 말로 표현했고, 미술치료사는 재료를 사용하여 이미지 표현을 제안하기도 했다. 예컨대, 한 청소년이 미술치료사에게 그의 삶이 쓰레기라고 말했을 때 그녀는 그 쓰레기가 정확히 어떻게 생겼는지 물었고, 그가 그것을 만들도록 제안했다. 청소년이 미술을 좋아하지 않는다는 이유로 작업실에 오기를 거부했을 때, 그들은 일단 와서 그들이 무엇을 좋아하는지 말하도록 요청했다. 가령, 축구에만 관심이 있다고 말한 학생을 초대하여 종이에 게임을 설명하고 선수들이 포함된 축구장을 스케치했다. 미술치료사 역할은 필요한 경우 창작 과정을 낳도록 돕는 "조산사(助産師)"의 역할이었다. 작품이 탄생한 후 치료사 개입은 주로 치유 과정에 의미가 있는 작품의 가치를 반영하는 증인이었다.

개방형 작업 접근을 구현하는 많은 피면담자는 다른 직원과 정신장애 학생이 함께 미술활동에 참여한다고 보고했다. 다양한 집단의 정신장애 학생과 직원을 통합하자는 생각은 병원 내 여러 병동에서 일반적이며 모범이 될 수 있는 공동 작업의 가치에 대한 메시지를 전달했다. 한 설정에서, 미술치료사는 직원이 작업실의 주요 책상을 단단한 회색 마분지나 두꺼운 갈색 신문지로 덮었다고 언급했다. 이는 그 위에 만들어진 미적 과정을 위한 "유지하는 용기(container)" 역할을 했다. 지역사회 특수학교에 근무하는 한 피면자는 미술치료실에 오는 학생들은 미술에 소질이 있어 좋아하는 학생들이거나 말로 표현하는 데 어려움을 겪는 학생들로 미술치료실은 그들을 도울 수 있다고 전했다. 또 다른 피면담자는 미술치료실에서 한 정신장애 학생이 자신의 작품에 만족하지 않을 때 가능한 한 가장 못생긴 작품을 만들도록 지시한다고 설명했다. 이어 최종 결과가 나왔는지, 학생이 어떻게 느꼈는지 등을 묻는다. 답은 대개 작업을 위한 새로운 공간을 열어주는 즐거움이 컸다는 데 있었다.

지역사회에서 많은 미술치료사는 환경 조각이나 벽에 낙서를 그리는 것을 포함하여 정신장애 학생들과 함께 수년간 진행한 과제를 묘사했다. 이러한 과제는 미술과 공동 작업이 초점이 된다. 폐쇄병동에서 근무하는 또 다른 피면담자는 온갖 종류의 낡은 신발이 들어 있는 상자를 가지고 와서 모두가 신발을 골라 작업한 다음 병동의 열린 전시회에 선보였다고 언급했다.

섭식장애 학생(Ben-Gal Hazan et al., 2019)

피면담자들은 역동적이고 직접적인 개입에 덜 관여한다고 설명했지만, 섭식장애 학생들이 미술활동에서 자기 이미지 및 신체 이미지 작업에 참여하는 것이 가치 있다고 보았다. 일반적으로 자기 이미지 특히 신체 이미지와 관련된 표현을 만드는 경험은 학생에게 치료에서 가장 어려운 문제 가운데 하나를 소개한다. 시각적 신체 이미지의 기존 증거는 그들 자신을 대면하고 외부 관찰을 허용한다. 미술 재료는 몸과 직접적으로 닿아 어디에서 시작하고 어디에서 끝나는지 느낄 수 있게 해준다. 이를 통해 섭식장애 학생들은 항상 완전히 명확하지 않은 신체의 경계를 경험할 수 있다. 그런 다음 떠오르는 이미지도 언어로 처리할 수 있다고 제시했다.

미술 개입은 섭식장애 학생들이 자신에게 부과하는 제한 사항을 해결하는 데 도움을 줄 수 있다. 연구에 참여한 대부분 미술치료사는 먼저 통제와 보안을 제공하는 미술치료실에서 그들 스스로 안전한 장소를 만들수 있도록 허용하고, 이후 다른 미술 재료들이 선택의 폭을 넓히고 강박관념 해소를 시도하도록 도왔다. 다양한 미술매체로 작업하는 일은 이러한 전환을 수반한다. 미술과 그 상징화는 섭식장애 학생이 "전부 아니면 전무"에서 다른 선택으로 감정적 경험을 확장할 수 있도록 안내한다. 피면담자들은 타자(他者)를 이야기하기 위해, 말로 표현하기 어려운 내용을 간접적으로 다루는 거리두기 문제를 제기했다. 피면담자들에 따르면, 치료 회기에서 거리두기 사용은 학생들이 섭식장애를 특징짓는 집착과 경직성을 풀어주고 은유에 들어갈 수 있게 한다. 특히 거리두기 사용은 미술매체 활용을 통해 어려운 감정과 해방의 표현을 허용한다.

폭식증을 다루는 학생들은 자주 자기조절에 어려움을 겪는다. 미술치료사가 있는 곳에서 미술매체에 대한 접근은 자기조절을 개발하고 극한 상황을 피하는 데 도움을 준다. 피면담자들은 이 경험을 다루기 위해 특정 개입을 사용했다. 미술 기반 개입을 통해 미술치료사는 폭식증에 대처하는 학생들이 조절 및 억제(예: 작은 종이 또는 틀 내에서 작업)를 경험하도록 초대하며, 이는 나중에 음식을 다룰 때 내재화될 수 있다.

미술의 의미

피면담자는 모두 말로 표현할 수 없는 내용과 감정, 경험을 표현하는 또 다른 방법으로 미술에 대해 이야기했다. 때로는 미술을 통해 정신장애 학생들이 겪고 있는 일을 관찰할 수 있다고 제시했다. 한 피면담자는 창조적인 장소, 힘과 건강의 장소를 연결하는 데 치유력이 있다고 믿었다. 작품 내용은 간혹 무섭기도 하지만 학생들이 그 내용을 작품에 담아낸다면, 이미 작업에 참여하고 치료가 시작된 것이다. 감정을 상징적으로 표현하는 능력은 변화를 촉진하는 데 있다.

한 피면담자는 미술이 정신장애 학생의 자기 판단에 제한되지 않는 경험의 공간을 열어준다고 강조했다. 또 다른 피면담자는 미술이 '표준' 장소이며, 미술 재료와 접촉이 그들의 진단과 낙인에서 잠시 벗어나는 데 돕는다는 사실을 제시했다. 또한 미술이 휴식, 심지어 명상을 위한 도구로 사용하는 정신장애 학생들에 대해서도 설명했다. 이 학생들은 평온한 장소를 찾고 때로는 천천히 순환적 움직임을 통해 미술치료사와 공동으로 참여한다.

폐쇄병동에서 근무하는 한 피면담자는 급성 정신병 학생을 대상으로 하는 미술치료에서 무의미함, 깊은 공허함, 수렴(收斂), 죽음에 대한 생각이 있을 수 있다고 언급했다. 미술은 강점을 재현하고 내적세계에 빠져들고 내면과 외면 세계에서 통제력 결여를 경험할 때에도 이러한 감정을 접하게 한다. 정신병적 상태에 있는 학생의 미술적 과정은 혼돈과 재구성의 시도를 다룬다. 따라서 치료적 관계 자체 내에서 창조적 과정은 자아의 힘을 필요로 하며 이를 강화할 수 있다.

섭식장애 학생(Ben-Gal Hazan et al., 2019)

연구에 참여한 피면담자들은 미술매체 작업에 내재된 가치와 섭식장애 학생들과 작업하는 데 대한 구체적 기여를 강조했다. 특정 미술매체는 다양한 선택과 유연성을 허용한다. 그 증상은 신체로 표현되지만 미술매체로 작업하는 동안 만질 수 있어 추가 경험에 대한 개방성을 장려한다. 섭식장애 학생은 미술매체를 그들이 음식을 다루는 방식으로 대할 수 있다. 서로 다른 물질과 초기 접촉은 섭식장애와 밀접한 관련이 있는 촉각 및 정서의 초기 감각을 처리할 수 있게 한다.

또한 피면담자들은 미술을 의사소통 촉진의 방법으로 인식했는데, 이는 직접적인 언어를 다루기 더 쉽게 만드는 추가 경로라고 제시했다. 미술을 통해 경험과 감정을 상징적으로 표현하는 가능성은 때때로 위협적으로 인식되는 말에 다리를 제공한다. 미술은 직접적으로 표현하기 어려운 말과 내용에 대한 자극이다.

다른 피면담자들은 섭식장애를 겪는 학생들이 즐겁게 미술매체를 가지고 놀도록 격려하는 것이 상당히 중요하다고 보았다. 어린 시절로 돌아가는 것은 그들이 즐거운 경험으로 돌아갈 수 있도록 한다. 창의성, 즐거움, 느낌 및 촉감의 장소로 다시 연결하는 것은 이러한 학생들에게 중요한 단계다. 재미와 놀이는 또한 자아의 다른 부분과 더 잘 알게 해 준다.

특히 미술이 섭식장애 학생들이 통제의 경험을 가질 수 있게 하는 동시에 무한한 것을 허용하는 가시적이고 구체적인 경계가 부여된 공간을 제공한다고 보았다. 학생들은 미술매체에 대한 통제력을 완화할 수 있으며, 이는 보호되고 안전한 장소에서 쏟아져 지저분해질 수 있다. 미술은 퇴행적인 부분을 포함하는 환경에서 미술매체로 표현할 수 있는 다양한 확장 공간을 제공한다. 종이와 재료의 경계에 대한 인식은 자아의 경계에 대한 관찰의 시작으로 이어진다. 미술은 억제의 필요성을 해방시키고 정당성을 부여한다. 내면으로 향하는 경향이 있는 분노의 표출 가능성은 어려운 감정을 표현하는 미술의 힘을 강조한다.

많은 피면담자들은 미술치료를 현실에서 분리하고 나중에 현실과 개인 내용에 연결할 수 있는 중간 공간으로 보았다. 미술은 또한 감정 분리를 허용한다. 섭식장애 학생들은 거부 상태를 유지하고 다른 경로가 열릴 때까지 방어를 구현할 수 있다. 동시에, 특히 치료사에 대한 신뢰 관계가 확립된 후에는 이러한 경험 중 일부가 현실과 연결될 수 있다. 미술은 그들의 상태와 외부 환경과 비교에 관한 자기 탐구를 허용한다. 즉, 예술을 통해 현실을 바라보되, 이를 만지고 미술치료실로 가져올지 여부를 선택할 수 있는 가능성은 미술치료사가 안내한다. 작품은 치료기간 동안과 이후에 그들 상태의 연속성을 반영한다.

무엇보다 피면담자는 미술을 거리와 친밀감의 변화를 허용하여 덜 위협적이고 직접적인 것으로 인식되는 내담자-치료사 삼각형의 세 번째 구성 요소로 보았다. 세 번째 구성 요소의 존재는 개발, 연결 및 재생을 허용한다. 미술 활용을 통해 종이 위에 대한 가시성 경험은 서서히 삶 자체에 대한 가시성 경험으로 이어진다. 작품은 유형적이며 가장(假裝)과 무시를 허용하지 않고 오히려 방어에 직면한다. 작품은 상호작용의 중심이 되어 매개체 역할을 한다. 치료사, 내담자, 작품 사이의 공간은 어려움을 직접적으로 다룰 수 있게 하고 용이하게 한다.

부모 및 의료진이 참여하는 공동 개입

부모와 협업

병동에서는 부모와 접촉이 치열하다. 일부 환경, 특히 정신과 주간 병원에서는 부모가 자녀가 틀 안에 있기를 원한다면 치료 과정에 적극적으로 참여해야 한다. 부모는 실제로 자녀가 정신과 진단을 받고 입원을 해야 하는 상황이라 항상 다양한 감정을 불러일으키는 위기 상황이다. 일부 병동은 정신장애 학생과 함께 작업하고, 사례 관리자 역할을 하며, 부모 및 기타 외부 개입을 처리하는 직원이 있다. 이 접근법은 학생이 치료에서 표현하는 내용과 부모와 함께 작업하는 내용 사이에 분리가 있어야 한다는 데 주안점을 둔다. 다른 병동에서는 정신장애 학생과 함께 작업하는 미술치료사가 그들 부모를 만나기도 한다. 여기서 지배적인 생각은 미술치료사가 그들 전체 "이야기"에 대한 더 나은 통합과 이해를 촉진할 수 있으므로 더 나은 서비스를 제공할 수 있다는 데 있다. 한 미술치료사는 퇴원 후 틀 작업에서부터 직원 교육을 포함한 정신장애 학생이 병원에서 지역사회로 다시 전환하는 과정에 관여했다고 설명했다. 특히 주간 입원에서 부모는 부모-자녀 미술치료에 참여하도록 권장한다. 이는 아동이나 청소년과 함께 작업하는 미술치료사와 부모와 함께하는 치료사를 포함하여 미술치료실에 최소 4명의 참가자가 있을 수 있다.

정신장애 학생들을 위해 지역사회의 특수학교에서 근무하는 피면담자는 부모와 연락을 유지하는 다양한 방법을 언급했다. 일부 학교는 학부모 모임을 운영하여 부모가 정신장애가 있는 자녀를 둔 다른 부모를 만나 감정과 경험을 공유할 수 있다. 이러한 회기는 미술기반 개입(예: 자녀와 친밀한 순간을 상상할 때 유도된 이미지)이 포함되며, 자녀를 더 잘 이해하고 도울 수 있는 방법을 배우는 데 주안점을 둔다.

의료진과 협업

병원 내 특수학교에서는 특히 정신장애 학생과 함께 작업하는 미술치료사와 사례관리자 사이에서 업무가 긴밀하게 조정된다. 미술치료사는 학생에게 비밀이 전체 직원 수준으로 유지되어 직원이 서로 정보를 전달할 수 있다는 것을 분명히 한다. 미술치료사는 사례관리자 자격으로 문제가 발생할 때 특정 교사와 학생 사이를 중재하는 데 도움을 주기도 한다. 무엇보다 직원회의가 자주 있고, 의료진과 교직원 간에 긴밀한 협업이 이루어지고 있다. 직원회의 목표는 미술치료에서 성장하는 학생이 다른 곳에서 다양한 어려움을 가질 수 있음을 보여줄 수 있는 다른 상황에 대한더 넓은 관점을 달성하는 데 있다. 한 피면담자는 정신장애 학생들이 직원에게 투사 및 분열을 만들어 수많은 방어기제를 사용하기 때문에 매우진단적으로 고려할 필요가 있다고 강조했다. 또한 미술치료사는 개방형작업에서 미술매체 접근과 작업을 설명하기 위해 교육 및/또는 의료진을위한 공동연수를 자주 개최한다고 언급했다. 한 피면담자는 직원이 개방형 작업에 참석하도록 허용하고 특정 학생에 대한 감정 반응을 생성하도록 그들을 초대한다고 설명했다. 이러한 방식으로 역전이의 측면과 학생이 다양한 직원에게 환기시키는 것을 더 잘 이해할 수 있다.

지역사회 특수학교에서도 결속력이 면밀하게 조율된다. 각 학생에 대한 상당한 심층적인 작업이 진행되고 미술치료사는 교사와 조교가 항상의뢰인이 아닌 학생들 정서적 측면을 다루도록 돕는다. 이 학교에서 활동하는 피면담자는 미술치료실에서 공개하기에 적절한 것과 필요하지 않은 것을 선택해야 하는 윤리적 측면의 복잡성을 강조했다. 이는 교직원과치료 담당자 모두 상당한 이해가 필요하며 간단하지 않다.

임상 사례

마른 체형의 13세 소녀 리탈(Lital)은 심한 성적 학대를 당한 뒤 정신과 입원병동에 왔다. 그녀 상태는 악화되었고 점점 기능이 저하되었으며더 자주 울었다. 리탈은 울거나 울부짖으며 바닥에 눕고 주변과 소통하지않는 작고 상처 입은 동물처럼 병동에 왔다. 평가 후, 그녀는 약물 치료를받고 집중 미술치료를 받도록 의뢰되었다.

미술치료실에서조차 첫 회기에서 리탈은 바닥에 드러누워 흐느끼며울었다. 그녀는 몸을 웅크린 채 미술치료사를 전혀 알아차리지 못하는 것 같았다. 미술치료사는 한 회기 동안 그녀를 관찰하고 다음 회기에 핑거페인팅을 가져와 리탈 옆에 작은 물감 덩어리를 놓았다. 리탈은 계속해서 울부짖었지만, 이미 그녀 손은 부드러운 재료를 휘저어 그 옆의 바닥과 벽에 천천히 바르기 시작했다. 미술치료사는 흥미롭게 지켜보았다. 회기는 계속되었고, 회기 동안 리탈은 바닥에 고여 있는 물감을 가지고 놀았다.

4회기가 끝난 후, 미술치료사는 리탈을 바닥에서 일어나게 하고 그녀에게 핑거페인트가 여러 개 담긴 쟁반을 건네주었다. 리탈은 여전히 가끔 울었지만, 색상이 섞이고 서로 미끄러지는 것을 열심히 지켜보는 순간들도 있었다. 그녀는 손으로 물감을 모든 방향으로 펼쳤다. 일부는 쟁반에, 일부는 손과 팔에 뿌렸다. 리탈은 소재의 부드럽고 차가운 감촉을 즐기는 것 같았다. 그녀가 올려다본 순간 두 큰 녹색 눈이 미술치료사를 응시했다.

두 회기 후에 미술치료사는 탁자와 작업대 위에 플라스틱을 놓았다. 그녀는 리탈 옆에 앉아 플라스틱 사용법을 보여주었다. 리탈은 그 재료를 살펴보고 물감을 묻혀서 혼합했다. 조용히 그녀는 작은 점토 덩어리를 가져다가 표면에 바르기 시작했다. 미술치료사는 재료의 차이점과 점토에 일어날 수 있는 일을 설명하려고 했지만 리탈은 계속 집중해서 작업했다. 그녀는 점토 표면을 따라 물감을 바르고, 굴리고, 만들었다.

다음 회기에서 리탈은 그녀 작업으로 돌아와 점토가 말라 부서진 것을 보았다. 미술치료사는 리탈에게 쉽지 않을 것이라고 설명했다. 그러나 리탈은 매우 끈기 있게 작업에서 떨어진 마른 조각을 모아 작은 상자에 넣었다. 붓을 사용하여 남은 플라스틱을 제거하고 점토를 닦았다. 그 다음 회기에서 그녀는 계속해서 점토를 표면에 펴 바르고 조각을 모으고 도구를 사용하여 긁어내고 조심스럽게 상자에 수집했다.

이 수집은 리탈을 진정시키는 것처럼 보였다. 그녀는 점토를 부드럽게 다루면서 조금씩 모았고 그 아래의 매끄러운 표면 위로 손을 미끄러뜨렸다. 리탈은 병동에 입원한 지 두 달이 되었고 상태가 호전되고 있었다. 아직 갈 길이 멀었지만 미술치료사와 다른 직원들은 그녀와 다음 단계로 넘어가는 것에 대해 이야기하기 시작했다. 마지막 회기에서 미술치료사는 리탈이 어떻게 작별 인사를 할지 궁금했다. 그러나 리탈은 자신만의 생각이 있었다. 그녀는 약간의 물을 가져다가 자신이 만든 혼합물에 첨가했다.

그리고 새로운 재료가 결정화되기 시작할 때까지 점토 부스러기를 물과 부드럽게 섞었다. 마지막으로 그녀는 점토를 탁자 위에 놓고 미술치료사에게 "이 점토를 다음에 올 친구에게 주세요"라고 말했다.

요약

본 장은 정신장애에 대처하는 아동 및 청소년을 위한 미술치료의 몇 가지 주요 목표를 개략적으로 설명했다. 첫 번째는 그들 삶의 질을 향상시키는 것, 가능한 최선의 방법으로 미래 사회에 통합할 수 있는 능력, 그리고 많은 경우 그들이 삶을 선택하도록 돕는 시도를 포함한다. 두 번째는 미술치료를 통해 그들 내면세계, 환상 및 감정을 창작하고 듣고 표현할 수 있는 공간을 제공하는 데 있다. 종종 문제가 되는 치료 동맹을 형성하는 행위 자체는 학생들이 다른 사람에게 의미를 느끼게 한다. 지역사회 특수학교는 학교 적응에서 사후 교육의 틀로 전환 준비에 이르기까지 다단계 과정을 구현한다. 집단치료는 이러한 학생들의 외로움을 해결하고 소속감을 강화할 수 있다. 섭식장애가 있는 학생들에게 미술치료는 감정 표현과, 제한을 확장 및 완화하며, 섭식장애와 수반되는 증상을 비신체적 방식으로 표현하는 방법을 찾는 동안 자신의 증상을 함께 가지고 살 수 있도록 도울 수 있다.

피면담자는 모두 매우 어려운 사례에 대한 개인적인 대처와 개인 생활에 스며들 수 있는 두려움에 대해 설명했다. 섭식장애의 경우처럼 정신 병적 과정은 가끔 치료 동맹 형성을 방해한다. 이러한 어려움은 창의적인 과정에 들어가거나 치료에 노출되는 것에 대한 두려움으로 나타난다. 이 저항을 극복하기 위해 긴 초대 과정이 필요하다. 병원에서 근무하는 피면담자들은 절단 도구를 포함한 다양한 미술 제작 도구를 제공하려는 문제와 학생들을 보호 할 필요성에 대해 강조했다. 섭식장애 학생들의 경우 경직성, 축소 및 완벽주의 등으로 미술치료 모집에 차질을 빚을 수 있다.

대부분 피면담자는 정신장애 학생과 개별적으로 작업할 때 역동적인 접근법을 사용했다. 학생은 개별 여행에 참여하도록 초대되고, 미술치료사는 미술 재료를 제공하여 그들 이야기를 확장하기 위해 특정 기법을 제시한다. 섭십장애 학생에게는 자기 이미지와 신체 이미지에 직접 작업할 것을 제안한다. 일부 학생은 특히 창의적 과정과 일반적인 삶에서 경험을 관찰하는 성찰 과정으로 진행할 수 있다. 이는 치료에서 발생하는 은유를 관찰하고 거리두기를 포함한다. 또한 '집'은 '자기(self)'를 상징적으로 표현하는 역할을 할 수 있다. 피면담자는 정신장애 학생을 돕기 위해 반응 미술치료를 사용하기도 한다. 집단미술치료에서 활동을 진행할 때 대개 두 가지 주요 접근법으로 나누었다. 첫 번째는 미술치료사가 제안한 연습, 주제 및 기법 중심으로 진행하는 구조화 집단이다. 두 번째는 학생들이 개방형 작업에서 개별 미술 작업을 계속할 수 있도록 하며, 이 경우 집단원이 있는 상태에서 미술치료사의 도움을 받는다. 때로는 직원들도 학생들과 함께 작품에 참여하도록 초대된다.

참고문헌

Acharya, M., Wood, M., & Robinson, P. What can the art of anorexic patients tell us about their internal world: A case study. European Eating Disorders Review 1995;3(4):242-54.

Beck, E. H. Art therapy with an eating disordered male population: A case study. Master's thesis of Drexel University. Philadelphia, PA; 2007

Ben-Gal Hazan, R., Carmon, P., Regev, D., & Snir, S. The unique contribution of art therapy in the field of eating disorders. The Academic Journal of Creative Arts Therapies 2019;9(2):951‒64 (In Hebrew).

Braito, I., Rudd, T., Buyuktaskin, D., Ahmed, M., Glancy, C., & Mulligan, A. Systematic review of effectiveness of art psychotherapy in children with mental health disorders. Irish Journal of Medical Science (1971-) 2021:1-15.

Edwards, C. Bringing "The World" into the room: Art therapy, women and eating issues. In S. L. Brooke (Ed.). The Creative Therapies and Eating Disorders (vol. 3); 2008. pp. 28-55.

Harnden, B. Starving for expression inside the secret theatre: An art and drama therapy group with individuals suffering from eating disorders (Master's thesis). Concordia University Montreal. Quebec, Canada; 1995.

Jeong, H., & Kim, Y. Art therapy: Another tool for the treatment of anorexia nervosa. Psychiatry Investigation 2006;3(1):107.

Lyshak-Stelzer, F., Singer, P., Patricia, S. J., & Chemtob, C. M. Art therapy for adolescents with posttraumatic stress disorder symptoms: A pilot study. Art Therapy 2007;24(4):163-9.

Malchiodi, C. A. Medical art therapy with children. Jessica Kingsley Publishers; 1999.

Matto, H. An integrative approach to the treatment of women with eating disorders. The Arts in Psychotherapy 1997;24(4):347-54.

Naitove, C. E. "Life's but a walking shadow": Treating anorexia nervosa and bulimia. Arts in Psychotherapy 1986;13(2):107-19.

Nielsen, F., Isobel, S., & Starling, J. Evaluating the use of responsive art therapy in an inpatient child and adolescent mental health services unit. Australasian Psychiatry 2019;27(2),165-70.

Schaverien, J. The transactional object: Art psychotherapy in the treatment of anorexia. British Journal of Psychotherapy 1994;11(1):46-61.

Tyson, E. H., & Baffour, T. D. Arts-based strengths: A solution-focused intervention with adolescents in an acute-care psychiatric setting. The Arts in Psychotherapy 2004;31(4):213-27.

Ugurlu, N., Akca, L., & Acarturk, C. An art therapy intervention for symptoms of post-traumatic stress, depression and anxiety among Syrian refugee children. Vulnerable Children and Youth Studies 2016;11(2):89-102.

Wolf, J. M., Willmuth, M. E., & Watkins, A., Art therapy's role in the treatment of anorexia nervosa. American Journal of Art Therapy 1986;25(2):39-46.

Wyder, S. The house as symbolic representation of the self: Drawings and paintings from an art therapy fieldwork study of a closed inpatient adolescents' focus group. Neuropsychiatrie de l'Enfance et de l'Adolescence 2019;67(5-6):286-95.

이 장에 기여한 미술치료사 소개

리엘라 아브라모비치(Liela Abramovich), 미술치료사(M.A.), 융기안 모래놀이치료사, 감독관, 키부짐 대학(Kibbutzim College) 강사, 게하 정신건강센터(Geha Mental Health Center)의 정신장애청소년을 위한 폐쇄병동 게하교육센터(Geha Educational Center)에서 23년간 근무했다.

파짓 카르몬(Pazit Carmon), 미술치료사(M.A.), 감독관, 정신분석 심리 치료 프로그램을 졸업하고 미술치료사로 20년간 일했다. 하이파 람 밤 의료센터(Rambam Medical Center in Haifa)의 섭식장애 클리닉에 서 섭식장애 치료 및 진단을 전문으로 한다.

탈 도모셰비키-오렌(Tal Domoshevizki-Oren), 미술치료사(M.A.), 감독관, 정신과 치료가 필요한 자폐스펙트럼장애(ASD) 입원 학생을 위한 특수교육에서 미술치료사로 12년간 근무했다.

다니엘라 핀켈(Daniela Finkel), 키부짐 대학 및 바르일란 대학(Bar Ilan University)의 융기안 모래놀이 치료사, 감독관, 강사, 미술치료사(M.A.), 비어 야코프-네스 시오나의 메르하빔 정신건강센터(Merhavim Mental Health Center in Beer Yaakov - Ness Ziona)에서 정신장애 아동 및 청소년 대상으로 15년간 근무했다.

카밋 갈-네스(Carmit Gal-Nes), 미술치료사(M.A.), 감독관, 정신장애 학생을 위한 특수교육에서 미술치료사로 10년간 근무했다.

바르디트 그블리-마르갈리트(Vardit Gvuli-Margalit), 미술치료사(M.A.), 감독관, 마일 하카멜 정신건강센터(Maale Hacarmel Mental Health Center)에서 정신장애가 있는 입원 학생을 위한 특수교육으로 22년을 포함한 27년간 미술치료사로 근무했다.

로템 벤갈 하잔(Rotem Ben-Gal Hazan), 미술치료사(M.A.), 미술치료사로 5년간 일했으며 "섭식장애 분야에서 미술치료의 독특한 기여"에 대한 석사 논문을 썼다.

테일라 펠렉(Tehila Peleg), 미술치료사(M.A.), 감독관, 정신장애가 있는 입원 학생을 위한 특수교육에서 7년을 포함한 13년간 미술치료사로 근무했다.

제니스 샤피로(Janice Shapiro), 미술치료사(M.A.), 감독관, 융기안 분석가, 오노 아카데미 대학(Ono Academic College) 강사, 아이타님 정신병원(Eitanim Psychiatric Hospital)의 정신장애 청소년 대상으로 한 미술치료사로 30년간 근무했다.

메이라브 탈(Meirav Tal), 미술치료사(M.A.), 감독관, 아동 및 청소년을 위한 정신건강 지브의료센터의 지브특수학교(Ziv Medical Center for Child and Adolescent Mental Health의 Ziv Special Education School)에서 11년간 근무했다.

오라 야코니(Ofra Yarkoni), 미술치료사(M.A.), 감독관, 정신장애 학생을 위한 특수 교육에서 3년을 포함한 25년간 미술치료사로 근무했다.

Index

영문 찾아보기